養生の思想

西平 直
Tadashi NISHIHIRA

春秋社

養生の思想

目　次

養生の思想

はじめに

養生とは何か。例えば、病気にならないための生活上の心掛けと語られる。食事・運動・睡眠など、規則正しい生活を心掛ける。「病後の静養」と理解される場合もある。からだに負担を掛けないように、自然の回復プロセスを待つ（自然治癒力については、本書コラム①）。

時には、病気になってから治すのではなく、病気になる前に養生するとも語られる。治療が必要になる前に、自分で自分の身心をケアする（「未病」という。本書2章―3。「予防医学」と呼ばれることもある）。

こうしてみると、医学に近いように聞こえるのだが、しかし養生は、医者から治療してもらうわけではない。自分で自分をケアする（労わる・休ませる・養う）。しかし「鍛える」ことはしない。鍛える（トレーニング）というほど身心への負荷は強くない（この点は修行や稽古と異なる）。そこで「老いの知恵」と呼ばれることもある（李聡甫編集、池上正治翻訳『体系・中国老人医学』エンタプライズ、一九九一年）。養生は、病後の静養や老後の健康管理を含んだ柔らかな感触なのである。

とはいえ、こうした点はすべて、語り手によって微妙に異なる。例えば、貝原益軒『養生訓』は「按摩」について、誰かによって按摩してもらうことも、自分で白分のからだを按摩することも、どちらも養生と呼ぶ（『養生訓』巻五）。しかし医者から治療してもらうことを「養生」と呼ぶことはない。「養生」は、基本的には、自分でする。人に代わってもらうことはできない。

哲学者・三木清は『人生論ノート』の中で、健康は「各自のもの」と強調する。誰も他人の身代わりに健康になることはできない。誰かに自分の身代わりとして健康になってもらうこともできない。健康はまったく個人のものである。「すべての養生訓はそこから出立しなければならない」（本書コラム②）。

自分で養生する。一人一人、自分で自分の身心を労わる。ではそれは誰もが必要とすることなのか。それとも、ある時代に固有の未発達な医療ということなのか。

養生をめぐる思想の背景を遡ってみたいと思ったのである。

第1章　養生は健康法か

貝原益軒『養生訓』は日本の養生思想に大きな影響を残した。本書もそこを原点とする。そして何度もそこに立ち返る。しかし同時に、益軒のみが養生を説いたわけではないことを確認する。益軒はどこから遺産を受け継いだのか。そして「養生」という言葉はいかなる文脈で使われたのか。益軒を養生の歴史の中においてみる。益軒『養生訓』の思想史測量を行いたいと考えたのである。

1　養生とは何か

『養生訓』によれば、「養生」とは「気を養う」ことである。自然の「気」を取り入れ、古くなった「気」を外に出す。その循環が滞ると病になる。益軒はそうした気の循環を促すために「節制」を説き「楽」を説いた。

養生の基本は、まず「節制」である。欲望を「恣《ほしいまま》」にしてはいけない。適度に節制する。しかし過度に節制すると逆効果になる。養生は「中を守るべし」。そして「楽」を説く。楽しみを失わないこと。例えば、歌や舞踏を勧める（「古人は詠歌舞踏して血脈を養う」）。「（それらは皆）、心を和らげ、身をうごかし、気をめぐらし、体をやしなふ、養生の道なり」（『養生訓』巻二。以下、『養生訓』からの引用は、すべて巻数のみ記す）。益軒は「楽」を養生の根本と見た。この点はいくら強調してもし過ぎることはない。

その原則の上に『養生訓』は具体的な工夫を説く。例えば、昼寝はいけない（巻二）。寝るときは口を閉じよ。口を開いたままで寝ると「真気を減らし」、歯が早く抜けてしまう。空腹時に入浴してはいけない。熱い湯に入ると害になる。歯を毎日三十六回カチカチ噛合わせるとよい。「歯かたくなり、虫くわず」（巻五）。

今日から見て不思議に感じられる記述もある。下痢はよくないが、「老人の秘結する（便秘）は寿（長寿）のしるし也」（巻七）。食べ合わせの注意は、その筆頭に「豚肉に生姜」とある（牛肉に栗、卵に生ネギなど、およそ五十通り）。酒の後に茶を飲んではいけないこともある。腎を損ねるというのである。

よい医者を選ぶ忠告も切実である。「庸医（やぶ医者）」に父母を任せることは親不孝である。医者の世襲はよくない（当時の医者事情については、本書5章―2）。

益軒によれば、人は心がけ次第で、長命にも短命にもなる。生まれつき短命なのではない。多くの人は自分で自分の命を損なっている。それゆえ「養生」が要る。自分で自分の暮らしを整える。養生は信仰ではなく迷信でもない。個人の努力であり「合理的」な経験知である。

＊益軒『養生訓』は海外でもよく知られている。英訳書名は（解説まで含めると）、Precepts for healthy living, Principles for improving health, Japanese secret of good health, Life lessons from a samurai など多様。「養生」の英訳は nourishing vitality, nurturing life あるいは、diet, regimen など、その多義的な内容に応じて、一定しない。

さて、こうした養生思想は、当然ながら、益軒から始まったわけではない。益軒は中国の養生思想から熱心に学んでいた。残された読書記録（『頤生輯要《いせいしょうよう》』）が示す通りである。

＊『頤生輯要・全五巻』（天和二年、一六八二年、益軒五十二歳）は、養生に関する漢籍の記事を原文のまま抄出した資料集。益軒が医書から書き抜いた覚書を友人（武田定直）が整理した。「巻一、総論養心気」、「巻二、節飲食、戒色欲」、「巻三、慎起居、四時調摂」、「巻四、導引調気、用薬、灸法」、「巻五、養老、慈幼、楽志」。最後の「楽志」は益軒が書き加えたものである。『養生訓』より三十年以上も前の仕事であるが全体構成は多くの点で類似する。しかし『頤生輯要』が漢文で書かれているのに対して、『養生訓』は平易な平仮名であり、刊行の意図は違っていた。なお、この『頤生輯要』にも神仙術の記述（辟穀・錬丹・胎息・房中）は見られない。のみならず、その冒頭の「養生論叙」では神仙の「術士」を、ただ長生を求めて欲望を逞しくし、根拠のない出鱈目を述べると厳しく排している（麥谷邦夫「中国養生文化の伝統と益軒」横山俊夫編『貝原益軒――天地和楽の文明学』平凡社、一九九五年に拠る）。益軒は早い時期から神仙思想に対して批判的な目を向けていた。

では、中国の養生思想はいつから始まったのか。文献としては『荘子《そうじ》』や『呂氏春秋《りょししゅんじゅう》』

が早いが、起源は確定されない。病の記録は、甲骨文や出土文物によって殷の時代（紀元前一七～一一世紀）に遡るというから、養生への関心も同じく、人が病気や健康に関心を持った最初から始まっていたと考えられる。

本書は、まず古代中国の養生思想を概観し（2章）、その典型として、嵆康《けいこう》の養生論と葛洪《かっこう》の養生論（『抱朴子《ほうぼくし》』）を見る（3章）。次に、益軒に移り、その思想の核心を「節欲（欲の抑制）」と「楽」の関係に見る（4章）。その後、江戸後期、「養生」という言葉がいかなる広がりの中で展開したのか、錦絵や滑稽本、あるいは、新宗教との対比の中で見る（5章）。

そして近代に入る。近代日本は「養生」を西洋医学・公衆衛生・学校教育の中に解体した。しかし消滅したわけではない。「衛生」や「修身」といった時代の言葉の背後に隠れながら、時に、顔を出す。あるいは、時代に合うよう都合よく使われた（6章）。そして今日、近代の行き詰まりの中で、例えば「ホリスティック医学」という言葉と共に、再びその名を見ることになる（7章）。

ではその「伝統」は何を語っていたのか。今日の状況から都合よく理解された「伝統（「創られた伝統」）」ではない。可能な限り、各時代の身体感覚に寄り添いながら、養生の伝統を確認してみたいと思ったのである。

＊本書は養生思想の通史ではない。いくつか重要な時代に目星をつけて、鉱脈を探り当てようとする。養生思想には「学派・流派」がない。ゆるやかな影響関係は見られるものの、例えば、江戸期の医学における「後世派に対する古方派の批判」（本書5章―2）のような論争は見られなかった。なお、草稿が粗方できた時点で、瀧澤利行「日本における養生論の文化」（『障害史研究・第一号』二〇二〇年三月）を知った。「研究ノート」とはいうものの、養生研究の第一人者による、スケールの大きな養生思想史。やはり古代中国から始め、江戸期・明治期を経て、今日の養生啓発書にまで視野を広げている。暗中模索を続けていた私は大変励まされた。同『健康文化論』（大修館書店、一九九八年）、同『養生論の思想』（世織書房、二〇〇三年）など、この誠実な研究者から学ばせていただいたことは多い。

2　どう語られてきたか――医療・気・欲

ところで、養生思想を辿ってゆくと、同じ話題に何度も出会う。詳細は後に見ることにして、ここは簡単に、三点だけ確認しておく。

㈠　養生は、医療に近いが、治療ではない。養生は自分で行う。自分で養生する。「治療」してもらうのではない。専門家によって健康を管理してもらうのではなく、自分で自分の健康をケアしてゆく。

「衛生」とも異なる（本書6章―2）。衛生は養生の西洋版ではない。両者は発想が異なる。衛生は国家による健康の管理である。個人が自分の健康をケアするのではない。幕末維新期、コレラの大流行に対して、個人の養生では対応できなかった。そこで、国家が主体となって人々の健康を管理する必要に迫られ、「衛生」という行政システムが登場した。衛生という発想は、養生の進歩した姿ではなく、養生を押しのける仕方で人々に与えられた（人々を「救った・苦しめた」）。

㈡　養生は「気のコスモロジー（宇宙観・自然哲学）」を背景に持つ。古代中国に始まる養生思想は「気」のコスモロジーを持つ。それに対して、近代西洋医学はそうしたコスモロジーの位相を排除する。実は近代医学も独自のコスモロジーを前提にしているのだが、近代医学はコスモロジーの位相には目を向けなかった（今日の医療人類学はこうしたコスモロジーの位相も含めた「医療」に光を当て始めている）。

しかし重要なのは、養生の「合理性」である。養生は信仰ではなかった。「薬師如来に助けを求める」ことは養生とは語られなかった。あくまで、自らの工夫によって健康を守ろうとする。そこで経験主義的になる。教養を信奉するのではなく、自らにとっての適切な「さじ加減」を探り当ててゆくことが望まれた（益軒は「宜しき分量を定む」という。本書4章―5）。その意味において、養生は「技術」である。むろんこの言葉は慎重に使わねばならないのだが、しかし「技術」という側面を見落とすと、その思想を読み間違う。養生は単なる「思想」ではない。

㈢　養生は「欲」と向き合う。養生は、基本的には、欲を抑えることを勧める（「節欲」）。「少私寡欲」を理想とする（本書2章―1）。しかし禁欲ではない。益軒は「楽」という。我が身の欲を適度に受け入れ、「楽」の実現を工夫する。ということは、一方に「節欲」を説き、他方に「楽」を説く。

そこで養生は、時に「修行」に近く、時に「遊び」や「嗜み」に近く語られる。前者は真剣であり、自らを鍛えるために怠ることなく徹底する。ところが益軒は、そうした徹底を嫌う。完璧主義を嫌い、「いささか（程よい程度）」を勧める（本書4章―4）。

そこで養生は道徳の議論ともつながる。養生は道徳的にも善い方向に向かうのか、それとも、道徳とは別か。あるいは、有用性をめぐる議論にもなる。養生は誰のために行うのか。個人のためか、親のためか、国のためか。明治の日本においては、養生は「お国のための修身」に飲み込まれてゆく（しかし完全には飲み込まれない。本書6章―3）。

なお、この点において、養生を「個人」の営みと位置づけることは、間違いではないが、正確ではない。「国家による（国家のための）健康管理」に対して、養生を「個人による（個人のための）健康管理」と読むことは可能であるが、しかし養生の主眼はその対立にはない。養生は「気の循環」を大切にする。「個人」を大切にするのではない。「国家対個人」の対立軸が養生の地平ではない。養生は、あくまで、「気のコスモロジー」を重視し「気の離合集散」を見る。ということは、国家の側も個人の側も、それぞれ養生思想を自らの内に組み込もうとするのだが、どちらの場合も、本質的なところでズレが生じる（期待外れになる）。あるいは、裏側から言えば、養生を正確に理解するためには、「国家対個人」という対立の地平から離れて理解する必要がある（本書2章―3、おわりに、など）。

＊田邊哲学の「個・種・類」に倣えば、養生思想は「個」と「類」を直結させる。「気」を介して「個」と「類」が直接に結び付く。したがって「種」が抜けてしまう。にもかかわらず（あるいは、だからこそ）、養生思想の歴史は、繰り返し、養生と「種の論理（社会・制度・国家）」の関連をめぐる議論を繰り返してきた。

3　自己形成の諸実践

ところで「養生」は、「稽古」「修養」「修行」などと並ぶ、多様な「自己形成の諸実践 self-cultivation」の一形態である。

図式的に言えば、「修行」が宗教的理想を追求し、「稽古」が武道や芸道における「わざ」の習得を目指し、「修養」が日々の暮らしの中の道徳形成であったのに対して、「養生」は「身心の健康」を中心とする。

一度そのように（乱暴に）区別したうえで、実際には、互いが重なり合う仕方で語られてきた様子を見る（図1）。

㈠　修行と養生が重なるのは、例えば、道教の行者（「道士」）である。彼らは、宗教としての道教の信仰体系の中で、神仙術を駆使した修行を行い、それは不老長寿を求めた養生の実践であった。

それに対して、養生が修行と相反する仕方で語られる場合もある。養生から見る時、修行には「楽」がない。修行が禁欲的傾向を強め、極端な場合には自らの身体を痛めつける

（寿命を短くしてまで荒行に徹する）のに対して、養生には、そうした傾向がない。与えられた身心を最大限、健やかに楽しもうとする。養生には「極める」という言葉は似合わない（益軒は「いささかよければ事たりぬ」という。本書4章―5）。修行や稽古が「道を極めること」を理想と語るのとは対照的である。

(二) 修養との重なりも興味深い。修養は道徳に向かうのに対して、養生は健康に向かう。しかし健康であるためには、道徳も無視することはできない。養生は、自分一人で享受する「健康」を望まない。養生を心掛けている時、人は、自然に道徳的になる。

ところが、相容れない場合もある。修養が（例えば、近代日本の中で）国家のために有用な人材に向かうことと理解される文脈においては、養生は、修養に吸い寄せられるが、しかし馴染まない。国家のための健康は、養生には馴染まない。養生は「気の循環」である。国家のために役立たなくても、天地の気と循環しようとする。

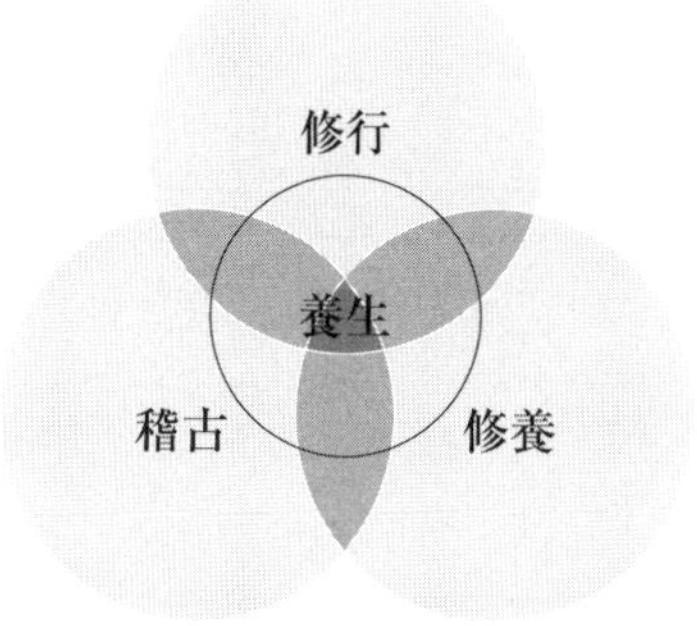

図1

㈢　稽古との重なりも興味深い。稽古は「わざ」を習得する。そうした稽古がそのまま養生になる場合もある。江戸後期、松平定信は、弓を嗜むことによって、それ以上、特別な養生は不要とした。それに対して、「厳しい稽古を休み、しばらく養生する」と語られる場合は、両者の向かう方向は異なる。稽古を休んで初めて養生が可能になる。そして、養生は必ずしも特別な「わざ」を必要としない。

こうして、修行・稽古・修養・養生は、すべて「自己形成の諸実践 self-cultivation」としてつながり合うと同時に、個々に異なる特徴を持っている。以下、そうした入り組んだつながりの中で、養生を見てゆく。

本書は、思想史の流れを経糸《たていと》とし、self-cultivation の視点を緯糸《よこいと》としながら、養生思想を解きほぐしてゆこうと思っているのである。

＊コラム① 自然治癒力

今日、養生を語る際に、「自然治癒力」という言葉を避けて通ることはできない。しかしこの用語法は、養生思想の長い歴史の中では、ごく最近のことに属する。

今日の用語法では、自己治癒力は生得的に備わった自己修復の機能である。手術や薬物に依らず生体自身が自らを治癒する。より丁寧に言えば「自己再生」と「自己防衛」に分かれる。前者（「自己再生機能」）は軽い外傷などを治す機能であり、後者（「自己防御機能」）は外部から浸入してくるウイルスや細菌類と戦う機能である（本書7章―2）。

そうした生体の機能は、古代中国でも知られていた。例えば、『易経』に「无妄《むぼう》の疾」という言葉がある。「望みも招きもしないのに疾病となる。薬を飲まない方が、自ずからなる治癒の喜びに恵まれる」（「无妄」卦の九五）。「无妄」は「無望（望んでいなかったこと）」。しかし薬を飲まなくても自然に治る病気がある。祈祷や治療に依らず、自然に回復する。あるいは、そのように治癒する力が生体に内在している。

その際、治癒する力を「正気」、病気の原因を「邪気」と見たが、基本的には、その両者を対立させるわけではなく、邪気がおのずから正気に還ることを望んだ。つまり、邪気を排除することが中心課題ではなかった。
ところが、治療の話になると「邪気」は排除の対象になる。邪気は精気（正気）に転化しない。「邪気が盛んであれば、これを排除する」。そうした発想を石田秀実は「硬い二元論」と呼んだ。陰陽の「柔らかい二元論」ではなく、陰を「邪」や「穢れ」と結びつけ、「正」と「邪」を絶対的に区別する。つまり、疾病の治療について語り始めると、語りは硬い二元論になり、「さまざまな配分比率を許容されているはずだった陰陽二気は、陰と陽とが等分にある状態を正常とすべきものとされる」。そして「等分」をはみ出た不足や残余は「邪気」と見做され排除の対象となる（石田秀実『気――流れる身体』平河出版社、一九八七年、二七二頁）。治療の発想は、病という緊急事態を前にして、自然治癒の発想（邪気がおのずから正気に還る柔らかい二元論）から離れ、排除の発想（硬い二元論）に移らざるを得なかったことになる。

しかし、こうした古代中国の思想において「自然治癒」という言葉が用いられることはなかった。のみならず、益軒『養生訓』にも登場しない。むろん類似の発想はある。例えば、「自然にまかせる」という。「保養はおこたり《怠り》なくつとめて、いゆ《癒》る事は、いそがず、その自然にまかすべし」（巻六）。あるいは、「薬をの《飲》まずして、おのづからいゆ《癒》る病多し」（巻七）。

そしてその発想は、江戸後期の養生論の中でますます強調される。出産の心構えとして「天然」の時が来るまでは急いでも仕方がないとされ、天然に任せれていれば余計な病に罹らずにすむと語られた。「大抵の病は薬を服さずとも、自然の力によりて、平癒するものなり」。化政期以後にその傾向は著しいという（樺山紘一「養生論の文化」林家辰三郎編『化政文化の研究』岩波書店、一九七六年に拠る）。ところがその時代、実際には、薬の乱用が問題になっていた。都市生活者は安価で薬を入手し、無病の人も多量の薬を用いていた。

天保三年（一八三二年）刊行の平野重誠《じゅうせい》『病家須知』は、そうした状況の中で、あらためて「自然治癒力」を説き、安易な薬の服用を諌めた（本書コラム⑤）。『病家須知』は「自然作用力」という文字に「テンネンノハタラキ」とルビを振って用いている。

「病で熱が出、腫瘍で膿をもつのも、みな身体の元気がその病毒を追い払い、体外へ排除しようとするのである。これは自然作用力《テンネンノハタラキ》の為すところであり、医者はただその足りない力を助け、病毒に対抗する元気が負けないように、薬や鍼灸を用いるのである。作用力が病毒を排除するのに十分ならば、必ずしも灸や薬の必要はなく病気は自然に治る」（『病家須知』看護史研究会翻刻・訳注、農山漁村文化協会、二〇〇六年、巻之一、上・五三頁）。

『病家須知』は重要な漢字にルビを振り読み方を示すのだが、訓じ方がその時々で異なる。例えば、この「自然作用力」は、別の場面では「テンネンシゼン」と訓じられる。「その癒《イユ》るは自然作用力《テンネンシゼン》の運為《ハタラキ》なることを知《シリヌ》べし」（上・五七頁）。あるいは、「作用力」は、「身体の力（「作用力《ゲンキ》」）」と訓じられ（上・五三頁）、さらには、傷が自然に治癒することを「天然の機《ハタラキ》」ともいう（下・一七八頁）。

つまり、「自然治癒力」は「自然作用力（天然の働き、天然自然）」であり、「元気」と重なり、「天然の機（働き）」である。その「作用力」が十分であれば灸や薬の必要はない。「そのまま自然に従うのがよい（「廃置《ステオキ》て自然に従ふべき」）」。病は自然に癒える。医者はただその足りない力を助けるために、薬や鍼灸を使うというのである。

さて、およそ同じ時期、「自然良能」という言葉が使われ始める。例えば、蘭方医・陸舟庵『養生訓』は、「人身には天稟《てんぴん》（生まれつき）の良能」が備わるという。この「良能」が身体を保護している。養生の眼目はこの良能に従いこれを補佐して妨げることなく、身体を「営養し疾病を生ぜざるように」用心することにある（新村拓『健康の社会史』法政大学出版会、二〇〇六年、八一頁に拠る）。

あるいは、明治に入り、漢方復興に努めた医師・和田啓十郎は、病を「自然良能」の反応と理解した。「いわゆる疾病なるものは病毒に対する身体の自然良能たる反応作用にして、病まんがために病むものにあらずして、癒えんがために病まざるべからざるものなることを知らん」。病気を通過することによって自然の働きが回復されてゆくというのである（「風邪の効用」を説いた整体の野口晴哉も同じ発想である）。

そして、そうした「自然良能」を前面に掲げ、独自の心理療法を論じたのが森田正馬（一八七四～一九三八）である。すべて療法は「自然良能」を助け、それを発揮せしめることである。「凡そ病の療法は、この自然良能と幇助して、これを発揮増進せしめ、もって常態に復せしめ、更に進んで病に対する抵抗力を益々増進せしむにある」（「精神療法の基礎」高良武久編『森田正馬全集』第一巻、白揚社、一九七四年、一五八頁）。こうした発想は大正から昭和初期にかけて見られた多様な「代替療法」に共有されていた（本書コラム⑧）。

今日、この発想を展開しているのは「ホリスティック医学」である（本書7章）。例えば、アントノフスキーが「健康になるための要因（サリュタリーファクター）」と語る時、そこには、生体が自ずから健康になろうとする傾向が含まれる。自然治癒力は、独立した仕方で取り出すことはできないのだが、その「はたらき」は誰もが目にしている。あるいは、実験によって確定することはできないのだが、誰もが、既に、それを生きていることになる。

＊コラム② 健康について

養生は「健康」に関わる。ところが、益軒『養生訓』の中には「健康」という文字が登場しない。現代語に訳せば「健康」となる場面でも、健康という言葉は使われない。「病なし」という。あるいは「痛なくして安楽なるべし」（巻一）。「養生の術をまなんで、よくわが身をたもつべし」という時の「わが身をたもつ」も、現代語では「健康を保つ」と理解される。

「康健」という言葉も出てくる（「年わかく康健なる時よりはやく養うべし」巻二）。年が若く健康な時から養生するのがよい。この（現代から見ると文字が逆転した）表現は、江戸期の蘭語辞典（通称「江戸ハルマ」、蘭仏辞典の和訳「波留麻和解」全十三巻、寛政一〇～一一年刊行）においても、「gezondheid（健康）」の訳語として使われていた。

「健康」という用語法は、どうやら、江戸末期になって登場したようである。『易経』の「健体康心」を短縮した言葉とされ、幕末までは医学専門書でのみ使われていたという。初出ははっきりしない。高野長英「漢用内景説」（一八三二年）の中で「健やか」「丈夫」「身を保つ」「壮健」などという状態を「健康」と記したという説があり、あるいは、緒方洪庵『病学通論』（一八四九年）の中で、身体内部の機能が正常であることを「健康」と記したという説もある。

一般に使われるようになったのは、福沢諭吉の用例によるという。『西洋事情初編』で health の訳として「健康」という語が使われ、『学問のすすめ』によってこの言葉が世に広がり、西洋医学の中で「健康」という言葉が一般化したという。

なお、当初、福沢は、人々の自発的な養生に期待したが、後に自説を覆し、国民の自発性には期待せず、「中央集権によって」国民の体力・体格を向上させるべきであると説き、肉食を勧め、頑強な身体を作るための鍛錬を説いた。

ところで、健康について、哲学者はどのように考えていたか。

三木清（一八九七〜一九四五）がこんなことを書いている。健康は各自のものである。誰も他人の身代わりに健康になることはできない。誰かに自分の身代わりに健康になってもらうこともできない。健康はまったく個人のものである。「すべての養生訓はそこから出立しなければならない」（『人生論ノート』出版は死後一九四七年、「健康について」）。

そしてそれを「個性的」と言い換える。風采・気質・才能については個人の個性が語られる。健康も同じである。健康も全く個性的である。単に丈夫かどうかという問題ではなく、実に繊細な問題であり、恋愛や結婚における幸福と不幸を決定するひとつの重要な要素である。「生理的親和性は心理的親和性に劣らず微妙で大切」である。

養生はそうした個性的な健康を発見することである。三木自身がそう語ったわけではないが、続く文章は、それを予感させる。というのは、三木は「近代医学」と「それ以前の養生論」を区別して、近代医学が、病気を前にした窮迫感から出てきたのに対して、それ以前の養生論は、「所有されているものとしての健康」から出発して、「この自然のものを形成しつつ維持する」ことを問題にした。養生論は「発見的」であり、近代医学は「発明的」である（「健康は発明させない、病気が発明させるのである」）。

つまり、養生は、一人ひとり異なる個性的な「健康の在り方」を、各自が発見してゆくことである。新しく発明するのではない。既に与えられている自分なりの「健康」を発見し維持してゆくことである。

加えて、三木が強調していたのは「自然哲学（形而上学）」の必要である。養生論の根柢には自然哲学がある。自然哲学、あるいは自然形而上学が失われたということが、現代において健康が失われた原因である。医者の不養生という諺は、養生については、医者にも形而上学が必要であることを示すものにほかならない。

そして、ヤスパース（ドイツの哲学者・医学者）の言葉を引用する。「何が一般に病気であるかは、医者の判断よりも患者の判断およびそれぞれの文化圏の支配的な見解に依存している」。今日の医療人類学が「病気認識の文化依存性」と語る問題である。あるいは、生理学的「疾病（disease）」に対して、社会的「病い（illness）」を区別する視点である。病気や健康は、「存在判断ではなくて価値判断」であり、それは哲学に属する。「平均的な健康」によっては、一人ひとり異なる「個性的な健康」を把握することができない。その問題は科学の範囲を越えるというのである。

第2章　古代中国の養生思想（1）——道家・儒家・医家

古代中国思想の研究は膨大である。医学文献に限ってみても圧倒される（江戸期の「医学館」はそうした医学古典の文献学的研究を積み重ねていた。本書5章—2）。養生思想については、坂出祥伸編『中国古代養生思想の総合的研究』（平川出版社、一九八八年）が、手ごろな形で、多様な研究を紹介している（例えば、医薬学に関する考察、古代諸思想の中の養生説、道教と養生思想、仏教と養生思想、日本・イスラム・インドなど他地域の養生思想）。しかし収録された三十本の論文を読むだけでも一苦労、ましてその著者たちのその後の仕事まで追いかけゆくと、芋づる式に次々と興味深い話が出てきて、収拾がつかなくなる。

養生思想の故郷を、せめてその入り口だけでも、垣間見ておくことにする。

1 『呂氏春秋』と『荘子』――養生の原風景

まず、『呂氏春秋《りょししゅんじゅう》』と『荘子《そうじ》』をみる。登場した時代が最も早いというだけではなく、話題の豊かさにおいても、その後に与えた影響の大きさにおいても重要である。

『呂氏春秋』

戦国時代末期（前三世紀）に完成した『呂氏春秋』は、諸子百家の説が混在し「雑家」とされる。「十二紀（十二ヶ月）」の時間軸にそって天文・気象・社会規範・日常生活を整理し人事教訓を語る、古代中国における総合的人間学である（儒家・道家を中心に、名家・法家・墨家・農家・陰陽家など諸学派のほか、天文暦学・音楽・農学などの記述も多い。全二十六巻百六十篇、手ごろな抄訳は、町田三郎訳『呂氏春秋』講談社学術文庫、二〇〇五年）。

養生を中心主題とするわけではないのだが、しかしその視点は随所に散見される。例えば、「流れる」と「滞る」という対比が語られる。流れていることが生きていること。流れが止まる（滞る・塞がれる）と、病が生じる。疾病は、動かないことから生じる。精気が流れず、塞がれてしまうために生じる（益軒『養生訓』にも類似の語りが見られる。本書4章―2）。

「流れる水は腐らず、回転する戸の枢（くるる・とぼそ）は虫に食われない。動いているからである。人間の肉体や精気も同様に、肉体が動かなければ精気が流れず、精気が流れなければ普通の気も鬱結してしまう」（尽数篇）。

この「鬱結《うっけつ》」が頭に生じると「中風」になり、耳の場合は「難聴」や「聾」になり、腹の場合は腹が張って「腹痛」を起こし、足の場合は「筋肉痛」や「脚気」となる。逆に、「肉体や精気」が動いていれば、生命力も旺盛になり、健やかである。人間には、三百六十の骨節・九つの穴・五臓六腑がある。そのすべてに血脈が流れ通じ、精気がめぐれば、病気は生じない（達鬱篇）。

そうしたメカニズムは「古い邪気を排泄する」とも言い換えられる。「新しい気を用いてその古い気を棄てる（「用其新棄其陳」）。皮膚の間から邪気と精気を代謝させる。精気は日ごとに新しく、邪気はすべて排出され、かくしてその天寿はまっとうされる。こういう者を真人、真実の徳を身に付けた人という」（先己篇）。

確かに今日の生理学で言えば「新陳代謝 metabolism」に相当するのだが、『呂氏春秋』

の中では、この話が「天下を治めるにはどうすべきか」という問いの中で語られている。天下を治めるためには、まず自分自身を「治める（修める）」必要がある。自らを治め、その身を愛しみ大切にする（「必先治身、嗇其大宝」）。身を大切にするとは、流れを大切にすること。むろん「節欲」も大切になる。過度の飲食を慎み、色欲を節制し、居住における陰陽の気の不和に注意する。そして身体を動かすことも重要である（すべて益軒『養生訓』にも共有され、江戸後期の養生論で様々に議論される論点である）。

『荘子』

老荘思想の古典『荘子』は養生思想の古典でもある。中国医学の古典『黄帝内経《こうていだいけい》』にも影響を与えた。その語りは、寓話の中に逆説的な知恵を秘め、日本の思想にも刺激を与え続けた（例えば、江戸後期の文芸、本書5章—4）。

荘子が身体の養生を重視したことは確かである。例えば、黄帝（伝説上の中国最初の帝王）が賢者（広成子）から教えを受ける場面。黄帝が天下を治める良策を問うが、賢者は取り合わない。しかし再度訪問し、「本当の道（「至道」）を示したまえ、いかにしたら我が身の健康を保ち、長久を得ることができようか」と問うた時、賢者は喜んで口を開いた。

「その問いこそ重要である（善いかな、問いや。来たれ、吾れ汝に至道を語《つ》げん）」（在宥篇）。

そして賢者は語った。視ることなく・聴くことなく・心を内に守って静かにしていると、身体も穏やかに整う。静かに・清らかに・身体を疲れさせず・精神を浪費しなければ、必ず長生きする。老子の語る「嗇《しょく》（少なくすること）」の思想である。仕事を少なくし・食事を少なくし・欲を少なくする。すべてにおいて「少なく」し、耳目口腹を働かせず、精力を蓄える。こうした発想（「少私寡欲」）はその後の養生思想の中でたびたび繰り返されてゆく基本旋律である（本書3章—1、4章—2）。

このように荘子は身体の養生を重視する。精神的な安寧だけではなく、まして道徳的な成長だけを語ったのではない。荘子は「治身（身体的養生）」の土台を欠いた社会哲学を嫌った。

ところが他方において、荘子は、長寿だけを追究することに対して批判的である。『荘子』「刻意篇」は様々なタイプの人間を批判している。一、俗世に背を向け俗世を糾弾する人たち。二、仁義や忠信について語りたがる学者たち。三、業績や功名を好む政治家たち。四、山里に住む隠遁者。五、呼吸法や導引によって長寿を願う人たち。

この最後の「長寿を願う人たち」の記述が興味深い。当時の身体的訓練の様子を書き留めた貴重な証言なのである。「息を吐いたり吸ったり深呼吸し（吸呴呼吸）、古い気を吐き出して新しい気を吸い込み（吐故納新）、熊のぶら下がるような、鳥の身を伸ばすような格好で体操するのは、長生きしようとしているだけのことである。これは⑴道引の士、⑵養形の人、⑶彭祖のような長寿を願う人が好むことである」（刻意篇、数字は引用者）。

⑴「道引の士」は「導引」とも書き、不老長生のための柔軟体操である（本書3章―3）。神仙思想で重視されたが、荘子は批判的であった。

⑵「養形の人」の「養形（身体の養生）」は「養神（精神の養生）」と対になる。荘子は前者（身体の養生）だけを重んじる立場を批判した。

⑶彭祖（ほうそ）は神話上の長寿の仙人。八百歳の寿命を保ったという。

問題は「⑵養形」である。この箇所だけ見ると、荘子は呼吸法や身体実践を否定し、「養形」より「養神（精神の養生）」を重視したように見える。しかし荘子が批判したのは、過度に身体実践に専念することである。特別な実践などしなくてもよい。自然にしていれば、導引などしなくても、長生きする。荘子はそれを聖人の徳と見た。

自分から働きかけるのではない。小賢しい知恵も用いない。何物にも抵抗せず、生きている時は流れのまま浮かぶように、死んでゆく時は休息するかのように、道と一体となって動かない。喜怒哀楽に流されない、落ち着いた安らぎ。それを荘子は「養生」と説いた。

実は、こうした荘子の「養生」は伝統的に「ようせい」と読まれてきた。中には、身体実践（身体の養生）を「ようじょう」と読んで両者を区別し、荘子の「養生《ようせい》」を特別視する理解もあった。しかし本書はむしろ荘子の「養生《ようせい》」を「養生《ようじょう》」の一部と理解する。荘子の「養生《ようせい》」は「養神（精神の養生）」に限定されず、逆に、養生思想の「養生《ようじょう》」も「養形（身体の養生）」と「養神（精神の養生）」の両側面を併せ持つからである。荘子の「養生《ようせい》」を特別視する理解は、（次節で見る通り）老荘思想を道教思想から切り離し、道教思想を低く位置づけようとする理解に由来する。

養生は多様な領域で語られてきた。それは古代中国の人々に共有されていた一般的な願望・理想・理念であり、その起源を一カ所に限定することは適切でないように思われる。

2 道家（タオイズム）——神仙思想との関連

さて、その後、多様な思想が独自の「養生」を語り始めた。中身は微妙に違っていたが、そのすべてが互いに影響し合っていた。ここでは「道家」「儒家」「医家」という三つの流れを見る。各伝統の中で養生はどのように語られてきたのか。

まず道家を見る。ところが厄介なのは「タオイズム」という言葉である。それは「老荘思想」を指すこともあれば「宗教としての道教」を指す場合もあり、さらにはその両者を総合的に指す場合もある。

＊宗教としての「道教 Daoist religion」は漢民族の伝統的宗教である。儒教、仏教と並ぶ中国の三大宗教とされる。「道（タオ）」と一体となることを求め、不老長生の「神仙（仙人）」を理想とする。多くの「道術（健康や長寿を目的とした身心技法）」によって「気」を養い、根源の「一気（道・神）」と合一することを目指した。老荘思想から始まったわけではないが、しかしある時期（隋王朝前後）から老子を教祖に祀り、老荘思想を取り入れて理論化した。

本書は「タオイズム」を、「老荘思想」と「道教」の総合と見る。そして「儒家」と対比する場合「道家」と呼ぶ。養生はタオイズム（道家）と深い関わりを持つが、道家だけの思想ではない。

ところが、ここに「神仙信仰」の問題が加わる。「神仙信仰」は不老不死の「神仙（仙人）」を信じる民間信仰である。養生は、神仙信仰から始まったわけではないのだが、ある時期から、神仙信仰と合流した。

神仙信仰は自然崇拝である。『山海経』には「神人」「不死の国」など不老不死の世界が豊かに描かれる（『山海経』は、前四世紀頃に成立した中国最古の地誌。動物、植物、鉱物などの他、妖怪や神々の記述も含む神話の宝庫で『老子』『荘子』『列子』などに話の素材を提供した）。『荘子』によれば、「神人（仙人）」は「五穀を食べず、風を吸い、露を飲む。雲と空気に乗り、龍を御して、四海の外に逍遥する」（「逍遥遊篇」。いわゆる、霞《かすみ》を食して生きる仙人像である）。

養生思想は必ずしもそうした「仙人」を目指すわけではない。しかし養生思想と神仙思想は「不老長生」を共有し、道教と神仙思想が合流したことも手伝って、結果として、両者は結びつく仕方で語られてきた。

＊道教と合流する以前を「神仙信仰」と呼び、道教に吸収された後を「神仙説」と呼んで区別する場合もあるが、本書は両者を合わせて「神仙思想」と呼ぶ。神仙信仰を「道教前史」と位置づける場合もある（窪徳忠『道教史』山川出版社、一九七七年）。

こうして、道家における養生思想は、「老荘思想」「宗教としての道教」「神仙思想」という三つの思想の絡み合いの中で、複雑に展開してきた。むろん常に調和していたわけではない。最大の対立点は「生死」の理解である。老荘思想は「生」と「死」の区別を越えることを理想とした（生に執着せず、死を遠ざけない）。それに対して、道教は「不老長生」を求めた（死を遠ざけ、長寿を願う）。老荘思想から見る時、それは生への執着であり、「生」と「死」の区別に留まった低い理解と見えたことになる。

＊そこで「道教」を一段低く見る理解があったが、本書はその理解に与しない。「老荘思想」と「道教」は異なる点もあるが深くつながり合っている。先述のとおり、その総合的な地平を「タオイズム」と呼ぶ。

錬丹

さて、養生思想は、思想であるとともに、具体的な実践の「術」である。養生術には、呼吸法・身体運動（導引）・食事管理（辟穀）・性生活管理（房中）・錬丹《れんたん》など多様な「わざ」があった（詳細は本書3章―3）。

中でも、錬丹は最高の術（道術・神仙術）と理解されていた。次章で葛洪《かっこう》の「金丹」の製法を詳しく見ることになるのだが、そこに至るまでの「不死薬（仙人になるための秘薬）」の歴史が興味深い。

荘子（前三世紀）は「神人（仙人）」について語ったが、しかしそれはあくまで架空の寓話であった。荘子自身が「神人」になろうと実践を試みた形跡はない。ところが、秦の始皇帝（前三世紀）は「不死薬」の探索を命じた。この世のすべてを手に入れた皇帝はそのまま生き延びることを願った。そこで「不死薬」が必要になる。しかしその皇帝も「不死薬」の製造を命じたわけでなかった。秘薬はやはり仙人から譲り受けるしかない。「皇帝」を初めて名乗った地上の覇者も、人間の力で秘薬を創り出すことまでは考えなかった。

ところが、次の時代、漢の武帝（前二～一世紀）はそれを創り出そうとする。「方士（行者・知者）」が皇帝に語った。「かまどを祀れば、鬼神を呼び寄せることができます。鬼神を呼び寄せることができれば、丹砂を黄金に変えることができます。黄金ができて、それで飲食の器を作れば、ますますお命が伸びましょう」（司馬遷『史記・封禅書』『中国古典文学大系』十、平凡社、一九六八年）。

「丹砂」を黄金に変えることができれば、人間界において、不死薬を作り出すことができる。実験を重ねてゆけば、工夫次第で仙人に変容しうると考えたのである。こうして仙人は現実味を帯びてきた。単なる理想ではない。秘薬によって肉体が変容し、仙人になる可能性を、経験科学的に（化学的に）、追究し始めた。

＊金丹術（秘薬の化学的製法）が、後に欧州に伝播し、科学、とりわけ「化学chemistry」の先駆けとなったことはよく知られている。

では、いかにして仙人になるか。ここで話が「養生」と結びつく。養生は肉体の長生法を追求していた。人間のまま、その肉体を変化させることによって、仙人になる。その点で養生思想と神仙信仰が結びついた。

さらに時代が下り（三～四世紀）、竹林の賢人たちは「神仙信仰」と「養生思想」の関係を議論した。神仙は「存在する」。しかしそれは「生まれつき異気を受けた」者に限られるのであって、学んで至ることはできない。否、すべての者にその可能性が開かれている。あるいは、正しい養生法を続けていれば、天寿をまっとうし、数百年は生きることが可能である（本書第3章は、二人の思想家、嵆康と葛洪の議論を詳しく見る）。

種々の養生術は、魏晋南北朝（三～五世紀）にはほぼ出揃い、専門書の編纂が開始され、隋・唐時代（六～九世紀）には、道教医学が豊かに展開することとなる。

文人文化

さて、こうした流れの中に「文人」が登場する。彼らは医学的関心より、暮らしと趣味の一体を理想とし、その中に養生を組み入れたから、「養生」概念が大きく広がった。例えば、山歩き・雪見の楽しみ・書画の蒐集・音楽鑑賞が、養生の重要な項目となった。そしてその文人文化が、江戸初期（一七世紀）の日本に紹介され、益軒に影響を与え、さらに江戸後期の文化に大きな影響を残すことになる（本書4章—3、5章—4）。

当然、そこで語られる「養生」は、神仙思想の養生（秘薬の製造・不死の追究）とは、色合いが異なる。あるいは、医家（医学的関心）から見ると、文人文化の養生は、単なる趣味の世界に見えてしまう。

しかし、そうした文人文化の養生も、タオイズムの重要な一面である。それどころか、先に見たとおり、そもそも荘子が「身体的養生（「治身」）」に専念することを嫌った。むしろ自然に生きるのがよい。導引などしなくても、快適に人生を送っていれば、自然に長生きする。そう思ってみれば、むしろ文人文化の養生こそ、荘子の理念を正統に受け継いでいたことになる。

いずれ本書は、こうした養生の多様な側面を、貝原益軒の思想の中に見る。益軒は一方に「節欲」を説き、他方に「楽」を説き、養生を「節欲を通した楽の実践」と考えるのである（本書4章）。

3　儒家の流れ・医家の流れ

儒家と道家との対比

儒家も養生を語った。とはいえ、その中心課題は倫理的規範の実践であって、身の養生より「仁」を優先する（「身を殺して、仁を為す」『論語』）。あるいは、「生」より「義」を優先した（「生を捨てて義を取る」『孟子』）。

そして『孝経』（孝道を論じた儒教の経書）は、「身体髪膚之《これ》を父母に受く」と説く（益軒『養生訓』の冒頭にこの言葉が登場する。本書4章—1）。両親から与えられた身体を、髪や皮膚に至るまで、大切にする。その意味では、身体を尊重するのだが、しかしそれは両親に対して「孝」を尽くすためである。養生は「孝」の実践である。儒家にとっての養生は倫理的規範の実践なのである。

興味深いのは、「仁者は寿《いのちながし》」という発想である。仁の実践は長寿をもたらす。倫理的規範を実践する人格者は長生きする。どうやら孔子は、道徳的な努力によって寿命を延ばすことができると考えていたようである。

他方、性悪説で知られる荀子は、養生を「礼儀」と重ねて理解した。荀子によれば「気」は無秩序な欲望である。そのままにしておけば必ず悪に向かう。そこで礼儀による養生が必要になる。悪に向かう人間の本性を、規範に従った行為に導く。それを養生と理解した。つまり、荀子は「心の修養」を重視し、内面の徳が外面に現れ、同時に身体を健康にすると考えたことになる。

こうした「心の修養」と「礼儀の遵守」の関連が「礼楽」の伝統である。「楽」は内面を修め、「礼」は外形を修める。修められた徳が外に表れ、顔色や容貌を見ただけで、その内面が知られる。そして、楽によって心を治めれば長生する。儒家の伝統は、この流れの中で、為政者の「徳」を重視し、その感化力を強調した。内面の徳を外形に表わすことによって人々を感化する。言葉で命じなくても、いわば「人徳」によって、人々を惹きつける。内面の修養こそが為政者の統治効果を高めると説いたのである。

＊このように語られる養生は「修養」に近い（拙著『修養の思想』春秋社、二〇二〇年）。「孝」

の実践としての養生は、親を思い、国を思い、社会の一員としての務めを果たすことを目的とする。そうした儒家の「養生＝修養」と比べてみれば、道家の「養生」は「気の循環」であり「悠久なる大自然の流れの中に入って生きる」ことを目的とする。近代に入ると儒家の養生は国家社会のための「養生＝修養」となる。それに対して、道家の養生は私的な営みと批判され忘れ去られる（本書6章―3）。しかし道家の養生も「個人に閉じた」営みではない。むしろ個人を超え、気の離合集散の一部となって生きようとする。身体の気と宇宙の気を連続させ、個人が宇宙エネルギーと一体になろうとする。こうした儒家と道家の対立（思想的位相の相違と交流）が養生思想のひとつの中心軸をなしている。

医家――医学史の中の養生

医家も養生を語った。むしろ古代中国の医術は養生であった。ここでは中国医学の三大古典を見ておくことにする。いずれも今日まで伝わる重要な古典である。馴染みのない中国医学の用語は煩雑なのだが、益軒以降の養生論を理解するためにも、最低限の基礎知識は共有しておく必要がある。

(一)『黄帝内経《こうていだいけい》』は現存する中国最古の医学書。春秋戦国以来の医学文献の集大成である。独自の哲学（陰陽五行説）に立脚し、『素問』と『霊枢』に分かれる（『素問』は基礎医学、すなわち、生理・衛生・病理を中心に易学・天候学・星座学も含む。『霊枢』は臨床医学、すなわち、実践的な診断・治療・針灸術を中心とする）。日本には飛鳥時代（七世紀）に渡来し、後にその一部（『太素』『明堂』など）が勅令により医学の教科書とされた。

「未病《みびょう》」という言葉はこの『黄帝内経』に初めて登場した。「聖人は既病を治すのではなく、未病を治す」。既に症状として現れている「既病《きびょう》」に対して、未病は、体内に病気があるのに症状としてはまだ現れていない状況。治療しなければ早晩発症するという段階で対応する予防医学である。

「四時」の規律も興味深い。「春は生、夏は長、秋は収、冬は蔵」。一日の変化もこの規律と一致する。「朝は春、日中は夏、日没は秋、夜半は冬」。人体の陰陽の消長が自然界の変化と緊密に連関する（『素問』）。この点は、今日の「時間生物学 Chronobiology」と重なり、あるいは、副腎皮質ホルモンのリズムなど「時間治療学 Chronotherapy」との関連も指摘されている。

年齢別の特徴も興味深い。男性と女性の加齢による変化を論じ、男性は八年の周期で変化するのに対して、女性は七年の周期で変化すると説く。「人智学（シュタイナー教育の基礎理論）」は人間発達を「七年周期」と理解したが、二千数百年前の中国の賢者たちは、男性と女性では変化のリズムが異なる点に注目していた。

その他、「精・気・形・神」の調和した養生など、身体に負担をかけず、自然のルールに従って健康を保持し、病気を克服する発想は、後世の土台となった。というより、『黄帝内経』の内容を各領域において専門化したところに、「漢方」が生まれ「鍼灸」が成り立ち「気功」が展開したことになる。なお、こうした発想と今日の「生活の質（ＱＯＬ）」との親近性については後に見る（本書7章）。

＊今日から見る時、『黄帝内経』の医学が「自然治癒力」を前提としていることは間違いないのだが、不思議なことに、この言葉は登場しない。あるいは、「自然治癒力」という用語は目が粗すぎ、古代中国医学の語りには馴染まなかったのかもしれない（本書コラム①）。

(二)『神農本草経《しんのうほんぞうきょう》』（五〇〇年頃成立）は、陶弘景《とうこうけい》による薬学（本草学）の古典。今日の漢方医学の基礎である（本書3章—3）。薬草・石薬（三百六十五種）を分類し、その効果を詳述するが、ここでも女性疾患に対する薬効がしばしば語られている。

陶弘景は南北朝時代（五～六世紀）の医者・科学者・道教の師。医薬・卜占・暦算・経学・地理学・博物学・文芸に精通し、梁の武帝の信頼が厚く、書の名手としても知られ、後世に影響を与えた。導引と按摩に関する言及もある（その服薬・煉丹については、葛洪『抱朴子』との対比も含め、以下が詳しい。坂出祥伸「陶弘景の服薬・煉丹」『中国思想研究・医薬養生・科学思想篇』同朋舎、一九九九年）。

＊なお、『神農本草経』は飛鳥時代に渡来し、大宝律令により医学の教科書に指定されている。江戸期の思想家・三浦梅園をはじめ、陶弘景の学問と人物を慕う者は多かった。

㈢『傷寒論《しょうかんろん》』と『金匱要略《きんきようりゃく》』は、張仲景《ちょうちゅうけい》の手に成る処方治療医学書である（三世紀初）。『傷寒論』は伝染性の病気（「傷寒」という腸チフスに近い急性熱病）に対する治療法を中心とする。「傷寒」の病態を「三陰三陽（六病位）」に分け、その病態と処方を示した。その処方は後世、あらゆる病の治療に応用されるようになった。『金匱要略』は慢性的な病に対する治療書であり、循環器障害、呼吸器障害、泌尿器障害、消化器障害、皮膚科疾患、婦人科疾患、精神疾患などが含まれる。日本の漢方で最も使用頻度の高い古典とされる。

日本には平安時代に伝来し『医心方』（九八四年）に引用がある（しかし現在の『傷寒論』とは異なるという）。現在伝わる『傷寒論』は鎌倉期に伝来した。一七世紀後半（江戸中期以降）にこの『傷寒論』を高く評価したのが「古方派」である（本書5章―2。名古屋玄医・山脇東洋・吉益東洞などの名医を輩出することになる）。

㈣ 以上の三大古典に加えて、唐代の孫思邈《そんしばく》を見ておく。『千金方《せんきんほう》』三十巻（六五二年）。書名『千金方』は「人命は千金より重い」という意味を持つ（『千金要方』とも言う。本書コラム③）。医術に関わる全体を網羅した百科全書的な医学典籍であり、本草・製薬・婦人科・小児科・内科・外科・外毒・備急・養生・脈診・鍼灸・導引に及ぶ。宋代に林億らが校訂し『備急千金要方』と書名が変わった。

孫思邈が『千金方』を著したのは七十歳であるが、その三十年後、自らの著作を補足するために続編『千金翼方』を著わしている。「翼」は「つばさで守る」を意味し「たすける」と読む。本草・傷寒・中風・雑病・瘡癰に多くを割き、八百種類の薬物について記載する。『黄帝内経』の「未病を治す」思想を継承し、食養・衛生（皮膚の衛生・性の衛生）・睡眠・住居環境・運動（「十八勢」）を重視した。

なお、孫思邈も高潔な人柄で知られ、名利のために行動したことがなく、皇帝からの誘いを固辞し山中に隠遁して著作に専心したという。神仙家としても知られ、後世の道教徒たちは、仙人として尊崇した。人々を苦痛から解放することを使命とし、医神として薬王廟に祀られているという（この場合は、神仙思想と医学が結びつくから、話は複雑である）。

以上の古典は、単なる技術の伝授に留まらない。様々な要素を内に秘めた総合的な「文化」であり、それらすべてが、古代中国の生活と不可分であった。

＊こうした古典、並びにその後の中国医学の展開については、例えば、小曾戸洋『中国医学古典と日本』（塙書房、一九九六年）、前掲書『体系・中国老人医学』、前掲書・坂出祥伸『中国思想研究・医薬養生・科学思想篇』などに詳しい。

＊コラム③　丹波康頼『医心方』

『医心方』は、古代中国の医学と日本の医学を結ぶ「接点」に位置する。しかしその接点は一筋縄ではなかった。

永観二年（九八四年）、宮廷医・丹波康頼《たんばのやすより》（九一二〜九九五）により編纂された『医心方』は日本最古の医学全書。隋唐の医籍を中心に、九世紀までに漢訳された本草書・養生書・仏教書など二百以上の文献から、貴重な記事が原文のまま、抄出された。読み方は「いしんほう」「いしんぽう」と特定されない（半井家では「いしんぽ」と短く読んでいたともいう。杉立義一『医心方の伝来』思文閣出版、一九九一年、五頁）。

しかし養生思想史の中に位置づけるためには慎重な配慮を要する。確かに平安中期の文献である。丹波康頼が編纂し朝廷に奉じたのは、『源氏物語』や『枕草子』と同時代（数年違い）であるのだが、しかし収録された内容は、九世紀以前に漢訳された各地の医学関連情報である。撰者康頼自身の見解はほとんど登場しない。しかしその編集の仕方に撰者の意図が潜んでいる可能性があり、引用の取捨選択の中に情報の「国風化」という意図が指摘されている。とすれば、この文献は、いつの時代の誰の養生観を示したものであるのか。

さらに、この書は、朝廷に献上された後、宮中に所蔵されたまま長らく世に出ることはなかった。ようやく十六世紀になって「典薬頭《てんやくのかみ》」半井家《なからい》に下賜され、それを江戸末期（安政七年、一八六〇年）に幕府が借り受け、木版にして刊行した。つまり、十九世紀後半まで、この書は、極めて限られた範囲にしか知られていなかったことになる。むろん秘伝としてその一端が伝わった可能性はあるとしても、この書を十世紀末の文献と位置づけるためには、幾多の留保を要することになる。

ちなみに、益軒はこの『医心方』を目にしなかった。『医心方』に収録された漢籍と同じ文献を読むことはできたが、『医心方』それ自体は、益軒が存命中には、世に出ていなかったためである（中国医学に関する益軒の読書ノート『頤生輯要』（本書八頁）にも、またその同時代の竹中通庵『古今養性録』にも、『医心方』の名は、管見の限り、登場しない）。

さて、こうした『医心方』全三十巻は、疾病別に分類され、病因と症状を説き、治療法を語る（孫思邈『千金要方』など唐代の医学生が必修とした文献から多く引用されている）。

巻一総論は医者の心構えを説き、薬物調合の注意、薬名の漢和対照集を含む。巻二は鍼灸について。巻三は万病の原因を「風」とする風病論を説き、巻四は今日でいう「美容」を説く。その後、内科的疾患（巻五～巻十四）、皮膚・外傷などの疾患（巻十五～巻十八）、石薬の服用法（巻十九〜巻二十）、婦人科・産科・小児科（巻二十一〜巻二十五）、多様な養生法（巻二十六〜巻三十）と続く。後半の養生法には、美顔法・相愛法・断穀法・呼吸法・導引法・房内養生法・飲食養生法など、詳細な記事が紹介されている。

それらの記事には、道教の錬丹術をはじめ、仏教思想に由来する禁忌も、インドや西域から伝来した医術も含まれ、中には、今日から見て奇妙な処方があり（例えば「鼠壌土」、鼠が齧った壁の穴の周りにこぼれた土を蒸したもの）、今日では毒性が明らかになっている処方があり（例えば、カワニナ）、あるいは、今日では禁じられている鍼灸の処方も含まれる。その時代においてはすべて医学的に貴重な情報であった。

ところが、「石薬（鉱物由来の生薬）」の服用に対する警戒感は強い。撰者康頼は、葛洪『抱朴子』から頻繁に引用するにもかかわらず、『抱朴子』が最も重視した石薬の製法は紹介せず、むしろその解毒法を説く。丹薬についても、仙人になるための効能を強調することはなく、あくまで医学的薬効に話を絞り、服用には「潔斎」を要するなど、極めて慎重である（巻十九、巻二十）。そうした康頼の姿勢は、草木薬を中心とした「本草学」（陶弘景）の立場を継承したものという（新村拓『日本医療社会史の研究』法政大学出版会、一九八五年に拠る）。

その特色を、主に益軒『養生訓』との対比の中で、三点、見る。

一、まず目を引くのは「美容篇」と題された巻四である（『医心方』槇佐和子訳、筑摩書房、一九九七年）。『医心方』自体が「美容」という文字を使っているわけではないのだが、その内容は、まさしく養毛美肌（エステティック）に関する知恵の集積である。養毛発毛・白髪を黒くする方法・やけどの後に髪を生やす方法・眉の脱毛・多毛症など。肌をめぐる問題には、ニキビ・シミ・ソバカス・赤鼻・ほくろ・傷跡、さらには、腋臭の治療法も含まれる。

こうした視点は益軒『養生訓』には見られない。益軒が念頭においた読者は武士（男性）であったから美容は重視されなかったとも考えられるが、むしろここは『医心方』の特徴と見るべきだろう。肌の問題と内臓との関連に注目し、水質の影響に言及している点も興味深いが、重篤な疾患よりも、まず「美容」を医の課題とするあたりは、宮廷医・丹波康頼の視点であると思われる。

試しに、いくつか具体的な処方を見ておく。例えば、ほくろ（「黒子・黒志」）について、「黒志とは、邪風が気血を攻めたために変化を起こしたもの」と紹介され、その後、それを取り除くための詳細な処方が続く。そのひとつ、「生梨灰（梨の生木を焼いて灰にしたもの）を五升、石灰を二升半、生薑《きょう》灰（生ショウガの根を焼いた灰）を五升。この三種類をよく混ぜ合わせて蒸し、蒸気を溜めて甑《こしき》を下ろす。そこに湯一升を上から注ぎ、その汁が滴りつくすまで採取し、鉄の器に入れて半分に減るまで煎じ詰める。それをさらに弱火で煎じ、ニワトリの羽根で中をかき回し、焦げればただちに火を止める」(『医心方』巻四、槇訳、一九四頁)。

むろん、それ以外にも、鵜《う》の白い糞を患部に塗る、樹の空洞《うろ》にたまった水で患部を洗うなどの、簡易な対処法も紹介しながら、ほくろの悩みに応えるための多様な知恵が整理されている。

中には、今日から見て理解に苦しむ記述もある。例えば、「疣目《いぼめ》(いぼ・うおのめなど)」の対処。「毎月、月末の夜、トイレの前に長年生えている草を十四本採り、十四回以上、いぼの上を撫でる。それが終わったら呪文を唱える。「今日は月の晦日だぞ」。するると、いぼはびっくりして去る。あるいは、「明日は月の朔日である」という。唱え終わったら、「死んだ人が生前使っていた枕、または蓆《むしろ》で十四回、これを払えば癒える」(前掲書、二〇八頁)。

今日では「まじない」と理解されても不思議ではない知恵であるのだが、その文化史的背景を丹念に探ってゆけば、「晦日」に意味があり、「十四本」や「十四回」に貴重な意味が秘められていると思われる。

二、益軒『養生訓』との対比において興味深いのは、女性の視点が際立つ点である。

とりわけ、巻二十八「房内篇」が注目される。男女の性の技法については、益軒『養生訓』も多少触れるが、そこに女性の視点はない。それに対してこの「房内篇」は、「養陽（男性のための房内術）」と「養陰（女性のための房内術）」をそれぞれ独立に語る。「養陰」は男性との交接によって「女性のからだを養う道」。女性のための養生である。「もし陰気を養うための道を知り、二人の気が和んで合体すれば、男の子を妊娠する。もし受胎しなくても、その精液は津液となって身体中をめぐる。陽によって陰を養えば女性のあらゆる病気は除かれ、顔色はいきいきとした光沢を持ち、美しい肌となり、寿命がのび、老いることなく、いつも童女のようである」（槇訳、五二頁）。

この「房内篇」は前戯を語り九つの技法を語り、その記述は仔細を極めることになるのだが、常に「陽（男）」と「陰（女）」の二つの視点を区別しつつ、その交流と調和を願っている。

なお、この「房内篇」は、『医心方』の歴史にひとつのエピソードを残した。明治期（一九〇七年）、『日本医学叢書』が企画され、『医心方』も金港堂から出版されたのだが、この巻は、風紀を乱す淫らな書として発禁処分を受けてしまうのである。以来、『医心方』は怪しげな性愛の書と誤解されることが多かったという。

三、『医心方』は、巻二十七「養生篇」を中心に、養生を語る。養生は、病気を未然に防ぐことである。習慣にしなければ効果はない。薬の服用だけで長生きを願うなど不心得であって、様々な修行を同時に行うべきである。そして、例えば、葛洪『抱朴子』(本書3章―2)の言葉を引用する。善行を積むこと。すべてのものに慈しみの心を持つこと。また嵇康の養生論(本書3章―1)から「五つの難点」が紹介される(名誉への執着、喜怒哀楽、女色、美食、精気の放逸)。

加えて、益軒と同様に、養生は適度にしないと害になる(「反すれば害をなすのみ」)と強調し、私欲や名声に対して繰り返し警戒する(「欲は生と並び立たず、名は身とともに存せざる」)(槇訳、二八頁)。

精神の養生を説いた「谷神」も興味深い。老子『道徳経』の用語「谷神」の「谷」を、康頼は「やしなう」と訓じ、「神(五臓の神)をやしなう」と理解する(前掲書、四六頁)。身体の養生を説いた「養形(形を養う)」と、精神の養生を説いた「谷神(精神を養う)」を対にしたことになる。

全三十巻に及ぶ日本最古の医学全書。医学史のみならず、文学史・文化史などの視点においても、さらに丁寧な検討が待たれる貴重な資料である。

第3章　古代中国の養生思想（2）――その議論と技法

養生をめぐる議論を見る。まず、竹林の七賢の一人、嵆康《けいこう》。もう一人は、道教の神仙思想を確立したとされる葛洪《かっこう》。確かに、今日から見る時、奇異に感じられる議論も多いのだが、当時の常識からまったく離れているわけではない。何よりそうした「奇異な」見解に目を閉ざしてしまうと、その世界（コスモロジー）に触れることができなくなってしまう。具体的な養生技法についても同様である。たとえ体感として納得することができなくても、ともかく一度、話に耳を傾けてみる。

1　嵆康の養生論

嵆康《けいこう》（あるいは、嵇康）は魏の文人（二二三〜二六三）。名利を求めず琴を弾き、老荘を好み、詩を書いた。しかしその反体制的思想が時の権力に睨《にら》まれ、囚われの身となり、獄中で琴を弾じながら、従容として死についたという。

友人・向秀《こうしゅう》との間に交わされた論争が有名である（嵆康が『養生論』を書き、それに対して向秀が『難養生論』で批判し、再び嵆康が『答難養生論』で答えた）。主要な論点は、養生の効力についてである。努力や工夫によって人はその生命を増進させることができるのか。嵆康は養生の効力を認め、向秀はそれを否定した。

嵆康は、精神と肉体を区別し、精神を養う「養神法」と肉体を養う「養形法」を説く。精神を養うためには、名利や喜怒哀楽に振り回されず、外の世界の刺激に気を取られない。自らを「少私寡欲」に保つことが重要である（荘子と重なる。本書2章―1）。

しかしこの「寡欲」は禁欲ではない。肯定されるべき欲望もある。嵆康は「本性から発動した欲」と「智用から生ずる欲」を区別する。前者（身心の本性から生じた欲）を排除する必要はない。なぜなら、生じるべくして生じてきた欲は、自然に満たされると自動的に収束するからである。問題は後者の副次的に生じる欲（周囲から刺激を受けて作り出された欲）である。その欲は際限を知らず肥大化し続ける。それに振り回されてしまうことが問題である。

こうした道家の一般的な見解と並んで、嵆康に特徴的なのは「音楽」の位置づけである。老子が音楽を排したのに対して、嵆康は養生法に音楽を加える（『声無哀楽論』の中で養生における音楽の効果について論じている）。とりわけ「琴（五弦）」については（嵆康自身がその名手であったこともあり）、「神気を導養し、情志を宣和すべし」と高く評価した。

＊肉体を養う「養形」については、呼吸法や辟穀服食など、神仙術を採用する。しかし無批判に受け入れるのではなく、嵆康なりの合理性に沿って選択する。例えば、米など五穀は避けるべきである。なぜなら「豊作の年は病が多く、凶作の年は病が少ない」と、体験的事実に基づく理由を述べる。そして「上薬《じょうやく》」を勧める。「流泉・金丹・紫芝・黄精」など上薬を食していれば、五臓は整い、気も骨も筋も快適である。なお、ここで嵆康が挙げる「上薬」は自然界に存在するものに限定され、それらを人為的に加工し特別な物質を作り出すという発想はない。葛洪（次節で見る）のように化学的変化によって調合された「金丹」を作り出

すということは考えなかった。

さて、以上のような嵆康の見解に対する向秀からの批判は、やはり「人間の欲」を問題とする。向秀は嵆康以上に欲を肯定した。食欲や性欲を制約するのは不自然であり悪影響を残す。むろん向秀も無制限に欲望を許容するわけではない。あくまで「道」を踏み外さぬ範囲であり、「礼」を逸脱せぬ範囲内に限られる。とすれば、嵆康と同じく、一定の範囲内における欲望の承認であるのだが、しかしその許容の幅が微妙に違う。向秀は「富貴」や「栄華」への欲求も自然の情として肯定した。感覚的・肉体的な快楽も肯定される。対して、嵆康は「酒」の歓びも否定する。嵆康に言わせれば、真の楽（「至楽」）を得たならば、酒色の歓びなど必要なくなる。否定するのではない。世俗的な快楽など眼中に入らなくなるというのである。

この点は、次に見る葛洪も同じである。葛洪も不老不死という最高の目標のために他の一切に対して無欲になるという。欲望の抑制ではない。他の一切の欲望が、ひとつの目標の前では、必要なくなってしまうというのである。

嵆康の背景——時代と土地柄

さて、嵆康の思想は、神秘や奇跡の追求ではない。あくまで合理性を追求する。にもかかわらず、その底に「理性を越えた一種の信仰にも似た情調が感ぜられる」という指摘がある（平木康平「養生論をめぐる嵆康と向秀との論難」木村英一博士頌寿記念事業会編『中国哲学史の展望と模索』創文社、一九七六年）。

嵆康は（三国志で知られる）曹操の遠縁にあたり、魏の王室の縁戚に連なっていた。曹操は養生を好み、「方術の士」を魏に集め、その周辺は「神仙方術が異常なまでに盛行したらしく」、王室を中心に民間にまで及んでいたという。さらに、嵆康が生まれ育った豫州沛国譙県（現在の安徽省淮北市濉渓県）は、曹操の生誕地であるのみならず、伝説的名医・華佗《かだ》の出身地でもあった。つまり、嵆康は神仙術の熟した土地に育ち、折に触れて実際に見聞し、知らぬ間にその現実的な効力を確信していたのではないかというのである。

なお、嵆康を論じた福永光司は嵆康を「宗教的な求道者」として紹介していた。超越的真理に開眼し、世俗的な快楽を厳しく抑制する、強靭な意志と不屈な努力を続ける求道者（福永光司「嵆康における自我の問題」『東方学報』三十二、一九六二年）。それに対して、平木は異議を唱える。嵆康は苦行を説いたわけではない。宗教的求道者として不屈な努力を続けたというより、むしろ「楽」を大切にした。その音楽は「単なる技芸、単なる士大夫の嗜みと考えた方がよく、さらには、音楽のみならず、養生も彼にとっては、遊戯的な性格を持ったものと捉えた方が、より真相に近いであろう」というのである。

その養生が、一方では「修行」と理解され、他方では「遊び」と理解される可能性を持つ。本書はそこに道教的養生の特徴を見たいと思うのである。

家宅（住居環境）と養生

ところで、嵇康の養生論には、もうひとつ、阮徳如《げんとくじょ》との間に交わされた論争がある。「家宅（住居環境）」が養生と関係するか。阮徳如は、家宅の吉凶は養生とは関係ないと主張し、嵇康はそれも養生の重要な一面であるという（平木康平「養生論における相宅術——嵇康の養生思想をめぐって」前掲書・坂出祥伸編『中国古代養生思想の総合的研究』）。

その詳しい検討（五行説と関連した相宅術や家門の方位など）は専門書に任せることにして、ここでは嵇康の理論的原理のみ見る。ひとつは、なぜ住居環境が養生にとって重要であるか。先の通り、嵇康は「養神法（精神を養う）」と「養形法（肉体を養う）」を区別し、両者が相俟って完成すると見た。ところが、実はその外側にもうひとつ「環境を養う養生法」がある。つまり三重構造であって、最も外側に「家宅（住環境）」があり、その中に「肉体」があり、さらにその内側に「精神」が位置する（図2）。

嵇康が強調するのは、暮らしの環境を整えることを忘れ、例えば、外部からの危難に対して防御する準備を怠るならば、たとえ身心の養生を重ねても、すべて無駄になるという点である。そして「単豹《ぜんぴょう》」を例に出す（『荘子』「達生篇」にも登場する）。この人は、養生に努め、七十歳でも若々しかったが、外部への防御を怠っていたため、飢えた虎の餌食となってしまった。せっかくの養生も外敵により瞬時に失われる。精神の養生だけでは足りない。生活環境に対する用心を怠ってはならない。むろん良い環境に住んだからといって

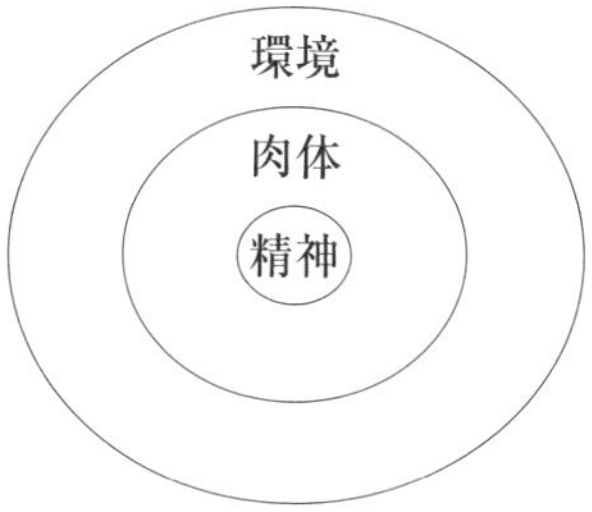

図2

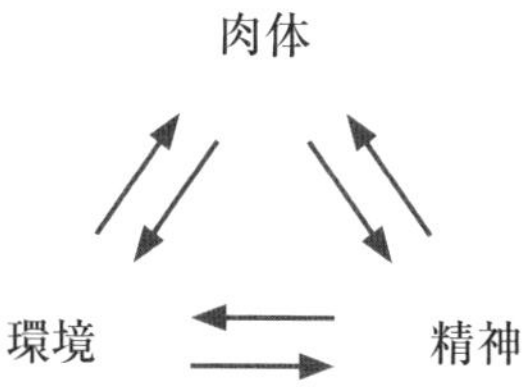

図3

養生が進むとは限らないのだが、環境条件と本人の努力が相俟って初めて大きな結果が出るというのである。

＊以上の議論は、最も内側に精神、それを包む殻として肉体、さらにその外側に「環境（外界）」という三層構造であり、この場合、肉体が、精神と環境を媒介する（図2）。しかし古代中国の養生思想の中には、それとは異なる語り方もあり、その場合は、三項がすべて直接的に関係しあうことになる（図3）。

もう一点、注目したいのは、こうした嵆康の議論が、神仙術の盲信ではないという点である。自ら吟味し、合理的であると判断した限りにおいて、それを承認する。

しかし逆に、見ることができないからといって排除するわけではない。直接に知覚できなくても検討する。嵆康は人間の認識の限界をわきまえていた。人知で明らかにできる領域は極めて狭い。夏だけの命しかない蝉が冬の雪を議論するようなものであるという。

そしてその「効果」についてこう語る。薬を服用する場合はその効果は短期間に現れるが、住宅の吉凶の場合はその効果が現れるのは遥か先のことである。その因果関係をはっきり知ることはできない。そこで人々はその効用を信じない。住宅の吉凶は、直接すぐに養生に響くわけではないが、長期に渡り、ゆっくりと影響してゆくというのである。こうした養生の成果をめぐる議論は、様々に形を変えて繰り返されることになる。

2 葛洪の養生論――道教神仙思想の体系

もう一人、葛洪《かっこう》は、晋の時代の人（三～四世紀）。仙人になるための不死薬を処方する「錬丹術（金丹術）」を説いた。それまで知識人から異端視されていた不老不死の夢に、思想的な裏付けを与え、初めて本格的な理論化を試みた。古代中国養生思想のひとつの典型と見てよい。その思想は『抱朴子《ほうぼくし》』という著作に見ることができる（内篇二十篇、外篇五十篇。内篇は神仙術に関する諸説の集大成。本田済訳「抱朴子」『中国古典文学大系8』平凡社、一九六九年）。

錬丹術は、医薬の伝統を受け継ぎ、科学的・技術的である。現世志向的であって、来世になど期待しない。そもそも古代中国には「来世」や「天国」の観念がなかった。そこで現世において「不死」を求める。肉体を保ったまま現世において「不死」となるという発想である。『抱朴子』は仏教の理念に依ることなく土俗的な（古代中国の）コスモロジーを踏まえていた。

学んで得られるものか

興味深いのは、そうした『抱朴子』を書く葛洪が庶民の常識を踏まえている点である。神仙思想をそのまま伝えても人々に伝わらない。仙人のことなど誰も信じない。「私のこの書物を見たら大笑いし、正しい道を誹謗するだろう」。そう語りながら、何度も庶民の常識に立ち返り、あるいは、儒家や道家など当時知られていた思想とのつながりを説明する仕方で、自らの思想を解き明かそうとする。

「内篇」の序はこう始まる。「わたくし葛洪は、うまれつきとびぬけた才があるわけでもない上に、たまたま『老子』のいわゆる無為の道が好きだった」。そこで出世の望みを絶ち、貧窮の境涯に甘んじながら、道を求めた。「権力者の家には、目と鼻の先でも行かない。（しかし）道を知る士のところには、いくら遠くても必ず訪れる」。珍しい書物もたくさん読んだ。しかし「隠語が多くて」理解しにくい。道士（道教の修行者、神仙術士）でも「臆断でいいかげんなことをいう者が多い」から、誰に頼って修行したらよいのか分からなかった。今この書物を著して、不老長寿の筋道を示すのだが、「最も微妙なところは筆紙には述べられない」。そして「序」をこう締めくくっている。「信じない人に、信じてくれと頼む気は毛頭ない」。

葛洪が繰り返し強調するのは、世間の常識に縛られてはならないという点である。俗世間の常識に囚われ、「浅薄な見聞を頼りに、この微妙なものの有無を断定」するのは危険である。世間の人が信じないというだけの理由で、初めから不老不死など「無い」と思い込んではならない。

ではその道は学んで得られるものなのか。それとも生まれつきか。先の嵆康と同じ問いを、葛洪も何度も繰り返し、しかも見解が揺れている。ある時は、生まれつきではないという。神仙は「特別変わった気（「自然の異気」）」によるのではない。後天的努力によって学び得る。

しかしすべてを後天的に学び得るわけでもない。そして孔子を喩えに出す（孔子は神仙ではない）。孔子は老子から教えを受けた、にもかかわらず、神仙道を学ぶことがなかったのは「生まれ持った先天的素質」の故である。孔子は神仙の道に入る素質を持たなかった。孔子は「世間についてはは全知全能だったが、静かに黙して無為の道を護ることのできる人ではなかった」。

ではその素質は何によって決まるのか。「星宿」に依る。受胎した際の「星宿」の作用によって素質は決まる。陰陽の気を受けて受胎する時、それぞれの星に左右される。そしてその後の人間の努力は、その素質によって大きく影響される。「星宿」は変更できない。しかし宿命論ではない。人間の努力によって所与の自然に影響を与えることができる。したがって、学んでも仕方がないとは考えない。神仙を学ぶべきである。

＊葛洪は神仙の道が福をもたらすとは考えない。「聖人、必ずしも長寿ではない。愚人、必ずしも短命でない。善いことをしたとて、それだけ福があるわけではない。悪いことをしたとて、それだけ禍があるわけではない」という。

不老不死のための技術――科学・化学

では、不老不死のために何が重要か。葛洪は他の論者と同じく、呼吸法・房中術・丹薬という。「呼吸法」は気を摂取して体内の丹田に循環させ、「房中術」は精気の浪費を調節して長生に利用し、「丹薬」は不変の物質を直接に摂取することによって肉体を不滅にする。ひとつの法しか知らないのは誤りで、三つとも知るべきである。

しかし、やはり丹薬が最高の秘法である。『抱朴子』はこう説明する。足を寒水に入れておくと凍傷になるが、緑青《ろくしょう》を塗っておくと凍えない。緑青でもそうした効果があるとすれば、腹の中に黄金を容れるならば、内臓自体が黄金の性質に似てくる。黄金は不変である。不変の物質を直接に摂取すれば、肉体も不変（不老不死）になる。

では、いかにその秘薬を作り出すか。『抱朴子』巻四「金丹」はその過程を何通りも語る。黄金を溶かして服用する方法は、例えば、次のように語られる。「豚の鞍下の脂肪を三斤、純粋の苦酒を一升用意する。黄金五両を器に入れ、土の炉にかけて煎る。この黄金を、脂肪の中に漬け、百回出したり入れたりする。次に苦酒に漬け、同様にする。寿命は天地と等しくなる。半斤食べれば二千年の寿命、五両を食べれば千二百年の寿命となる。多少にかかわらず、随意の量を食べてよい。制作には王相の日を択ぶこと。是を服用すれば精神がはっきりする。人に伝授したり見せたりしてはいけない。人に見せると薬はできなくなる。できても利かない。生きているのに飽きたら、丹砂を飲めばよい」（前掲書、三九頁）。

今日から見るとかなり奇異に聞こえるが、葛洪が体験的に得た方法であるという。

また、その方法には「丹砂《たんしゃ》」もしばしば使われる。それは、天然の硫化水銀であって焼くと水銀になり、更に何度か変化させると、また元の丹砂に戻る。つまり永遠に同じプロセスを繰り返すことができる。葛洪はこの循環する化学変化に注目していたようである。仙薬としては数十種類の物質が列挙されている（例えば、丹砂・黄金・白銀・諸芝・五玉・雲母・明珠・雄黄・松柏脂など）。鉱物に比べて薬草が低い位置に置かれるのは、草木は枯れるためである。それ自体も不死ではないものが、人を不死にできるわけがないというのである。

特殊な物質を化合することによって黄金を作り出す処方も示される（原語は特殊漢字が多いため現代語訳による。葛洪が調合した物質を見ておくためである）。「雄黄水（硫化砒素の溶液）・礬石水（明礬水）・甘い岩塩・苦い塩・砒素を含む石・カキ殻の粉末・風化した石のやに・ツルツルの石・胡粉（各数十斤を用いて水でねったもの）。これを火にかけると三十六日で完成する。これを飲めば、七日で仙人になれる。また、玄膏（黒い油）でこの「丹」を丸め、猛火の上におくと、たちまちにして黄金となる。また二百四十銖《しゅ》（一銖は〇・六グラム）の「丹」を百斤の水銀に混合し、火にかければ、これまた黄金となる。黄金ができるようなら薬は完成している（前掲書、二九頁）。

こうした記述が延々と続くのだが、しかし金丹の作成は容易ではない。そこで、他の術も併用すべきである（微旨篇）。（先にも見た通り）導引・行気、房中術、飲食の節制、薬物の摂取、護符、精神統一など多様な術が必要になる（至理篇）。

「不老長生を望む者は、見聞を博くして、そのうちでよく択んで要点を身に付けることが望ましい。（中略）一つの事だけを修めたのでは、必ずしも頼りにならぬ。また長生法を研究する人の欠点として、それぞれの得手だけに頼るふうがある。思慮の浅い人は、たまたま一法を知れば、すぐそれで十分だという」（前掲書、四九頁）。

とりわけ「善行」が重要である。悪事は人の寿命を縮め、せっかくの仙術も無効にしてしまう（微旨篇）。葛洪の養生は社会道徳にもつながっていた。

しかし「祈祷」は無意味である（道意篇）。「四季の先祖の祭りのほか、祈祷などしたことがない」。廟を見ても拝まない。鬼神を信じるが、自分の方が上であるべきだと思っていた。神に祈るのではなく、自らを鍛錬し自らの工夫によって秘薬を作る。

この点において養生は宗教と異なる。たとえその修行が厳しいとしても、宗教的苦行とは異なり、ある種の「物質」の獲得を目的とする。現世における「不老不死」の実現を目指していた。

ところが葛洪は、不老不死というひとつの目標のために、他の一切には無欲になる。欲望の制限ではない。不老不死という最高の目標が他の一切の欲望に勝ってしまう。現世における不老不死への希求があまりに強いために、他の一切の欲望は意味をなさなくなるというのである。

葛洪の語る養生は「仙人」という目的を目指した技術である。そしてその思想は経験主義的であり、実証的な知見を基礎にした。書物に依拠する場合には、師匠から実際的な指導を受けるように注意を促し、また、使用する薬も、多くは名を改めてあるので、書物だけを見てそのまま使うわけにはゆかないと警告していた。

現世志向

このように葛洪は現世志向である。とりわけ人間の欲望を肯定した。人間は「生を楽しみ、死を怖れる」。その原則に従う限り、欲望は充足されるべきである。不老不死の欲望も肯定される。それは「天地の大徳」とも一致する。人が不老不死を望むことは、天地の望むところである。

荘子は生死を等しくすると語り、生は苦役、死は休息と語った。葛洪によればそれは違う。そう語る者に限って、病気になれば鍼灸に走り、危険に遭えば命を惜しむ（「勤求」）。神仙世界は、現実社会から離れて存在するわけではなく、天上の世界に昇らずに、地上に留まる（「地仙」ともいう）。もし地上に留まりたいのであれば、「還丹金液」の半剤を服用すればよい。もし後日、天に昇ることを欲するなら、残りの半分を追加服用すればよいともいう（「対俗」）。

そこで世俗社会の倫理も大切になる。世俗道徳を完全に実践することが、神仙の道の前提である。過去に犯した悪事に対して、その二倍の善行に励むならば、吉運が開ける。禍を転じて福と為す道である。しかし、もし罪を犯すことがなければ、寿命は必ず延び、仙道修行は速成する（「微旨」）。

こうした理解は、確かに、儒教からの批判に対する応答であったようである。儒教は神仙修行を親に背く不孝とし、国家を無視する不忠と批判した。それに対して、葛洪は、神仙の「道士」も現実社会において寄与し、社会倫理にも貢献すると反論した。仙人となり、世俗を捨てると、先祖の祭りをする者がいなくなるから「孝」に反すると批判されたのに対して、葛洪は親より受けた「身体髪膚を傷つけない」との原則を共有したうえで、不老不死となり無限の生命を保つことができれば、父母から受けた五体を傷つけずに返すよりもっと良い、先祖の霊魂もその方が喜ぶという。

つまり葛洪も儒家の倫理を共有していた。逆に「徳行（道徳的実践）」を修めずして

「方術（神仙の術）」だけ努めても成功しない。神仙の道を求める者は、他人を危険から護り、禍を免れさせ、疾病から遠ざける。そうした道徳実践（「忠孝和順仁信」）を大切にするというのである（「対俗」）。

＊『抱朴子』には儒家的教養と神仙志向が共存しており、とりわけ「内篇は道家に、外篇は儒家に属す」と言われる。しかしやはり「道を本、儒を末とする」（明本篇）。あるいは、「儒家の修行は、やさしい中に難しい所がある。道家の修行は、難しい中にやさしい所がある」とバランスを取りながら、しかし儒者に対して、世間の知恵に閉じている点を批判する。「そこそこの知恵はありながら、偏見にとらわれ、小賢しさのために自縄自縛になっているのが通幣である」という（塞難篇）。

3　養生の技法について

さて、養生は単なる「身体技法」ではない。しかし身体技法を欠いた養生はありえない。理論や思想ばかり見ていると、大切な「身体技法」が見えなくなる。とはいえ、身体技法は、自ら実践して初めて体得されるものであるから、残された文字を頼りにどこまで真相に迫ることができるか。まして時代も文化も異なる古代中国の「技法」である。以下、多くの解説書に助けられながら、問題の所在のみ確認しておく。

一、「辟穀《へきこく》・服餌《ふくじ》」は特別な食事法。五穀を避け「霊薬」を食する。霊薬は、キノコ・松の実・植物の根・樹皮・岩石など。そう理解される「辟穀」なのだが、しかし五穀とは何か。実は文献によって異なるという（槇佐知子『「医心方」事始』藤原書店、二〇一七年、三〇四頁）。「稲・稷《しょく》・麦・豆・麻」（『楚辞』）の場合もあれば、「黍《きび》・稷・菽《しゅく》・麦・稲」（『孟子』）の場合もある。さらに『黄帝内経』によれば、「五穀とは身体を養うもの」であるというから、明確に五種類と規定されていたわけではなかったことになる。

五穀を過剰に摂取すると、穀物の気が体内に滞留する。そして五臓の調和を損なう。そこで体内の気を清らかに保つためには「霊薬」を食することが望ましいとされた。

「霊薬」を仙人になるための薬として洗練したのが（例えば、葛洪『抱朴子』の語る）「仙薬」である。「仙薬のうち最上なのは丹砂。次は黄金。以下、白銀・諸芝・五宝・雲母・明珠・雄黄・太乙兎余糧《たいいつうよりょう》（特別な粘土）……。枸杞《くこ》や天門冬《てんもんどう》（ユリ科のクサスギカズラの根）もそのひとつで、これを百日飲めば体が丈夫になり、山に入る時はこれを食べれば穀断ちして差し支えない」（『抱朴子』内篇「仙薬」）。

なお、「霊芝（マンネンタケ科のキノコ）」は、古代中国では格別に貴重な霊薬とされ、発見すると皇帝に献上する義務があったともいう。

『医心方』は巻三十を「食養篇」に当て、五穀・五菓・五肉・五菜について、膨大な引用を残している。益軒『養生訓』は、我彼の違いを強調し、中国の古法を参考にしながらも（『神農本草経』については、本書2章—3）、日本の風土に合わせて適量を見極めるべきことを繰り返し強調した。

二、「調息《ちょうそく》・行気《こうき》」は「息」の身体技法。呼吸によって気を取り入れ（服気）、取り入れた気を体内に保持し充実させる（調息）。今日の呼吸法と考えてよいが、単に酸素を取り入れ二酸化炭素を吐き出すプロセスではない。むしろ天地自然の「気」を取り入れ、身体内で充実させる。「行気（気を行《めぐ》らせる）」も呼吸法の側面を持つが、「行気導引」として身体運動に近い意味を含んでいた。

『荘子』は「吹呴《すいく》呼吸、吐故納新《とこのうしん》（息を吐いたり吸ったり深呼吸し、古い気を吐き出して新しい息を吸い込む）」と語る（刻意篇、本書2章—1）。そして、息を吸う（「納新」）には種類がないが、息を吐く（「吐故」）は三種類に分かれ、「吹」は涼気を吹き出すこと、「呴」と「呵」は共に、熱気を吐き出すことという。さらに、吐く息は、『千金要方』（本書2章―3）では六種類に細分される（「六気法」「六字訣」、気功法のひとつでもある）。「呼は心冷を治め、吹は心熱を治め、嘘は肺病を治め、呵は肝病を治め、唏は脾病を治め、呬は腎病を治める」（澤田多喜男「先秦漢初期修養思想の諸相」前掲書・坂出祥伸編『中国古代養生思想の総合的研究』二五六頁）。

葛洪『抱朴子』は、服薬（丹薬の服用）を勧めつつも、「行気（呼吸法）を兼ねて行えば効果はますます早まり、仮に服薬せず呼吸法だけ行ったとしても、その極意をつかんでいれば、数百歳の寿命を得られる」という（至理篇）。

三、「導引《どういん》」はしなやかな身体運動。取り入れた気を身体の細部にまで行き渡らせることを目的とし、調息と合わせ、身心を調整する。今日の「気功」に近いが、導引を気功の源流とすることには異論がある（「内丹」が最も深い意味での気功の源泉であるという）。益軒『養生訓』は「導引按摩」と語る。

『医心方』は「導引」をする理由として、「人のからだや手足の骨節中にある、あらゆる

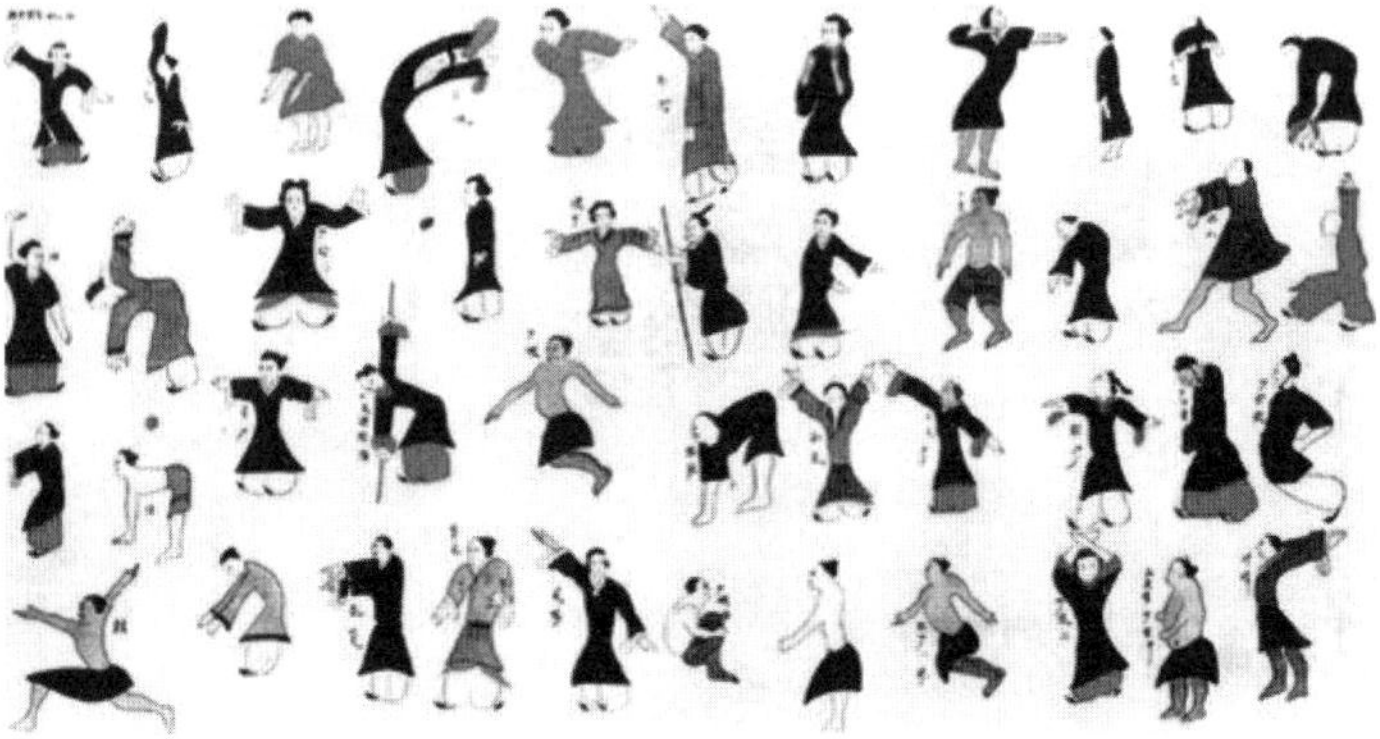

図４　馬王堆導引図

1973年、中国湖南省長沙市の郊外、馬王堆三号漢墓で発見された。二千年前の墓の副葬品。「帛（ハク）」という絹の布に人の体操する絵が描かれていた。古代の導引と考えられている。

悪い気をすべて除き、正気をそこに存在させるため」（『養生要集』）と記し、「熊が背伸びして二本脚で立ったり、鳥が首を伸ばしたり、五種類の禽獣などが戯れる姿を真似ることである」（『太素経』）という引用を載せている（図4）。

後漢時代の名医・華陀《かだ》が考案したという「五禽戯《ごきんぎ》」は動物たち（虎、鹿、熊、猿、鳥）の動きをモデルとした一種の身体運動であり、医療体操である。虎の勇猛な気迫（全身の骨格、背や腰）、鹿の穏やかさしなやかさ（ウエスト、肝臓と腎臓）、熊のゆっくりとした爆発力（「外静内動」）、猿の軽妙な俊敏さ（反射神経）、鶴の優雅な飛翔（平衡感覚）と分かれる。

いずれの養生書も身体を動かすことを勧める点は共通し、血液の流通を促進し、消化能力も高めるという。常に労働している人は身体が強壮である。しかし過度な労働はいけない。適切に全身をバランスよく動かすための工夫である。

四、「房中《ぼうちゅう》」は、男女の交わりを通して気を養う術。男女（陰陽）が交わることは、陰陽の気をめぐらせ、身心の精気を高めることである。節度を保つことを勧めるが、性の禁欲ではない。例えば、女性が性的な高まりの中で交わることを勧める。男性は「精を漏らさない」とするが、この精は「精液」ではなく、貴重な「気」と理解される。性的興奮状態の中で体内に満ちた「精」を脳に還流して「心気」を養うことを目的とした（「還精補脳」という）。

「房中術は十数家の法がある。これをもって精力減退を補ったり、万病を治したり、陰精を採取して陽精をふやしたり、寿命を延ばしたりできるのだが、その大要は、精を還して脳を補うという一事に尽きる。この法こそは仙人が口から口に伝えたもので、もともと書き物になっていない。すぐれた薬を飲んでも、この法の要領を知らないと、やはり長生はできないものだ」（葛洪『抱朴子』「釈滞」）。

葛洪は続ける。陰陽の交わりをやめてはいけない。やめてしまうと「やがては気が塞がれ滞り病気になる」。しかし情欲に任せてしまうと、やはり寿命を縮める。「程々に調和を得た瀉《は》かせかた」が大切である。しかし、その秘術は、正確に用いないと、からだを壊すことになる。

唐代以降「内丹法」が成立する。仙薬などの「外丹」を取り入れるのではなく、身体の内側で「丹」を錬る。その「内丹法」が大きく「清修派」と「双修派」に分かれ、前者は単身で神仙術を修め、後者は男女の組み合わせの中で養生する。この後者「双修派」の中で房中術が受け継がれた。

しかしこの「双修派」も、身体的な接触を避け、離れたところで気を交流させる「神交法」と、身体的な接触の中で気を交流させる「体交法」に分かれた。当然、房中術が受け継がれたのは後者であり、その際、男女双方とも、「みだりに精を漏らさない」ことが重要とされた。

なお、房中術のひとつとして「玉女採戦《ぎょくじょさいせん》」という言葉が使われるが、男女のどちらか片方が一方的に気を奪い取る（あるいは、一方的に気を与える）技法とされ、奪われる側は体をひどく損ねる危険が指摘されている。

こうした房中術が、男性中心の思想として語り継がれてきたことは確かであるが、丁寧に読み直す時、両性（陰陽）の和合による身心の調整法として、養生法の貴重な知恵であることは間違いない。

五、「内丹《ないたん》」。養生法において最も重要なのは「内丹」である。自らの身体の内側に「丹（霊薬）」を作り、身心を変容させ、天地の気と一体となる。物理的に丹を作る「外丹術」に対して「内丹術」と呼ばれる。

歴史的には、外丹術と入れ代わるように登場したが、両者を並行させる『双修』も長く続き、内丹術の起源は確定されない（宋代に外丹術が下火になった背景には「丹」を作り出す過程で中毒を起こす事例が多発したためであるともいう）。

身体の内側に「丹」を作り出すイメージは、身体を「炉（かまど）」とし、丹田が「鼎（なべ）」となり、そこに、「精・気・神」を投入する。その際、意識と呼吸を「ふいご」として用いることになる。

＊その方法は、五段階と語られるようである。一、築基。内丹法の基礎的土台。二、煉精化気。「精」を「気」に変え、「気」をからだの前後に周流させる（「小周天」）。三、煉気化神。気が全経絡をめぐり（「大周天」）、また感覚が目覚める（眼耳鼻舌身意の六根が内的な幻の刺激を感じる。「六根震動」）。微細な呼吸が深まると「胎息」となる。四、煉神還虚。「陽神」を体外に出し虚空に還す。五、還虚合道。「陽神」と身体を「道」と一体化する。「存思」「内観」の技法が必要となる。その理論的背景を含め、石田秀実『気——流れる身体』平河出版社、一九八七年、および、同『からだのなかのタオ——道教の身体技法』平河出版社、一九九七年に詳しい。

流れる身体

こうした身体技法に耳を傾けながら、思い出されるのは、石田秀実の語る「流れる身体」である（前掲書、石田秀実『気――流れる身体』）。身体は臓器や骨格などの集合体ではない。血液やリンパ液など液体の流れである。のみならず、「気」の流れから成り立っている。

石田によれば、この「流れる身体」は、行動が適切でない場合、皮膚という境界を超えて、外にでてしまう。そして「流れる身体」が外に出てしまった後の身体の空隙に、邪気（邪神）が侵入する。つまり、流れる身体が減少し隙間ができる時、病になる。

そこで「気を閉ざすこと（閉気）」が必要になる。沈黙して「神」を養い、吐く息を微かにする。それによって「流れる身体」の流出を防ぐ。石田によれば、唾液を飲み込み、歯をカチカチと噛み鳴らすのは、身体に気を充たすためである。

この「閉気」の理想が「胎息」である。胎児は鼻や口で呼吸しない。同様に「閉気」が完成すると胎児のようになる。葛洪『抱朴子』も語っていた。「胎息を完全に身に付けた者は、鼻や口で呼吸することなく過ごし得る。子宮の中にある（胎児の）ようにできれば、道は完成した」（『抱朴子』「釈滞」）。

呼吸しなくなるのではない。息を閉ざす時間を延ばしてゆく。その時、「外気」ではなく「内気」の呼吸が動き出す。外部呼吸ではなく内部呼吸になり、下丹田の気が動き出す。身体の外から取り入れる「外気」も重要であるが、身体の内側にある「内気」の方が大切である。この「気（元気）」は、しばしば「炁（き）」という文字で表されてきたという。

この「気」を飲み込むために、「力を入れて口を閉じ、舌を挙げて、舌下に空間をつくる」。あるいは、「口を閉じ、歯を続けて噛み鳴らし、内気を嚥む」。そして、飲み込んだ内気を、胸や腹を手で摩擦することによって、下丹田にまで導く。元気を蓄積する技法である。

養生の技法は、「気」を養い、根源の「一気」と合一することを目指した、膨大な身体知の蓄積である。

＊コラム④　フーコー「自己への配慮」

西洋の歴史の中に「養生」に対応する領域を見つけることは難しい。近代ヨーロッパでは、「実践（praxis, exercise）」は「認識・理論」より低く見られていた。そこでフーコーはギリシア・ローマに立ち返り、「エピメレイア・ヘアウトウ *epimeleia heautou*」（自己への配慮 souci de soi, 自己の実践 practices of the self）に光を当てた（M・フーコー『主体の解釈学』廣瀬浩司・原和之訳、筑摩書房、二〇〇四年）。ギリシア語で「配慮」を意味する「エピメレイア」はギリシア・ローマ時代の思想において中心的な役割を果たしていた。「自己の世話をし、自己を変え、自己を浄化し、変形し、変容させる行動」。いずれ、教育・医学・福祉などに分解し専門化されてゆくことになる領域という（前掲拙著『修養の思想』第7章補論）。

確かに養生に近い。しかし正確に重なるわけではなく、「修養」とも「修行」とも重なり、それらの全体を包み込むような緩やかな広がりを持っていた。その広がりをフーコーは「自己への配慮・自己の実践」と呼んだ。

それは哲学的思弁ではない。「実践」である。ギリシア・ローマの時期には両者は区別されていなかったが、次第に実践は低く扱われるようになる。フーコーが影響を受けたピエール・アドの言葉を借りれば、古代ギリシアの思想は「理論」であると同時に、弟子たちを導くための「教育実践」であったのだが、この実践の側面が、西洋精神史の中で影をひそめ、「理論（認識）」だけが重視されるようになってしまった。

他方、実践の側面は、近代教育思想の中で「教える―教えられる」関係として専門化され、それによって弟子たちが自ら「学ぶ」視点は弱くなってしまった。あるいは、近代医学に吸収されると、「治療する―治療される」関係として専門化され、患者が自ら「回復する・癒えてゆく」視点は弱くなってしまった。患者自らが「養生する」という視点は弱くなってしまったのである。

＊アドは、こうした「自らの意志によって自己を変容させようとする個人的な実践」を「exercices spirituels（精神の修養）」とよんだ。アドの用語に倣えば、養生はexercices spirituelsである。

ところで（フーコーはあまり強調しないのだが）「エピメレイア・ヘアウトウ」は信仰ではない。超越的な存在を信じることが中心課題ではなく、人間の側の自己の内なる実践である。

その代わり、フーコーは、国家（共同体）との関係を強く意識した。プラトンに倣えば、国家（ポリス）の一員になることが「正しい」生き方である。そのために健康にならなければならない。軍人も職業人も健康でなければ任務を遂行できない。あるいは、プラトンに即して言えば、生得的にそれに適した身体を持った者がその任務を遂行する（優生学的発想につながる危険が含まれる）。いずれにせよ、まず共同体の中で果たすべき課題があり、そのために身体の健康が必要とされた。「養生」は国家の一員としての務めを果たすことを目的とし、その点において、「国家のために（お国のために）」健康を維持するという発想と重なったのである。

対照的なのは老荘思想である。老荘思想は「国家のために」などと考えない。老荘思想における養生は、むしろ個人の健康を優先する。さしあたり、そう考えてよいのだが、しかし正確に言えば、その養生の眼目は「自然の気と循環すること」である。国家を優先するのでもなく、個人を優先するのでもない。優先されるのは「気」である。自然の気と循環する。

言い換えれば、その養生は、国家を優先する思想に組み込まれることもできるし、個人を優先する思想に組み込まれることもできると同時に、いずれの場合も、完全に期待に応えることはない。養生は、ある時は、世俗を脱し・現実社会から離れる方向に進み、ある時は、父母に仕え・国に仕える方向に進み、ある場合は、民を治める統治者の徳として語られた。

では、古代ギリシアの「エピメレイア・ヘアウトウ」の中にもこうした多側面がひそんでいたのか。今後の詳しい検討を待たねばならないが、フーコーの試みが、養生思想の用語法で言えば、養生（エピメレイア・ヘアウトウ）の儒家的側面とは異なる道家的側面に光を当てようとしていたことは確かである。しかしその関心は、最後にはやはり儒家的側面に向かう。正確には、「政治的に自立した主体」の形成に向かい、権力への「抵抗」主体形成に向かっていた。

養生思想の中にはそうした視点は弱かった。確かに、三枝博音は養生に庶民の側の抵抗を読み（本書6章―4）、中内敏夫は養生を「『治国平天下』を目標にする人間形成論とは異なる発想」と位置づけ（本書コラム⑥）、いずれも養生を、庶民の側の「抵抗」主体の形成として読む可能性を示したが、しかし養生が常にそうした文脈で理解されてきたわけではなかったことは確認しておかねばならない。

養生は「自然の気と循環すること」を願う。国家を優先する思想に組み込まれることもできれば、個人を優先する思想に組み込まれることもできる。だからこそ、養生を庶民の側の「抵抗」主体の形成として読む視点を手放さないことが大切になるのだが、しかしそれだけが養生の「正しい」理解ではない。あるいは、思想を「正しく」読むとはどういうことか、それが問い直されているということである。

第4章　貝原益軒『養生訓』の教え――「楽」と「宜しき分量」

儒者にして博物学者・貝原益軒が『養生訓』を著わしたのは、八十三歳の年（正徳二年、一七一二年）。平易な言葉で養生の知恵を伝え、後の世にまで長く知れ渡った。しかし「益軒神社」はできなかった。「益軒教」も起こらない。独自の「学派」もなかった（同時代の儒者・伊藤仁斎や山崎闇斎とは対照的である）。益軒の学問を「実学」と呼ぶのが適切か、その点は判断が分かれるとしても、少なくとも益軒は「求道者」ではなかった。旺盛な好奇心に支えられたその学問は、「日本のアリストテレス」とも聞くが、（誤解を恐れずに言ってみれば）ある種の「エピキュリアン」に近かったのかもしれない。

1 『養生訓』の基本旋律

『養生訓』によれば、「養生」とは「気を養う」ことである。気の循環を良くし、内なる「気（元気）」を滞留させない。腰を正しく据え、「真気」を丹田に集め、呼吸を静かにする。怒らず、心配せず、口数を少なくし、欲を少なくする。同じ姿勢を続けるのはよくない。

一見すると、実践マニュアルに見えるのだが、しかし単なる肉体の健康管理ではない。そこには「気を養う」ことを介した独自の「修養」が語られていた（前掲拙著『修養の思想』）。しかし「修養論」とだけ読むのも適切ではない。やはりその具体的な知恵の中にこそ、益軒の独自な思想が秘められている。

益軒は確かに「修養」を語っていた。「忍ぶ」「こらえる」「慎む」「ひかえる」。そうした動詞は『養生訓』に繰り返し登場するメッセージである。儒者・益軒の語る養生は「孝」の実践である（「身体髪膚」については後述）。

ところが、益軒は同じだけ「楽」を説いた。「楽」は天地の道理である。養生とは、その道理に従うこと。「楽」の道理に従って生きることである。ということは、益軒は、一方では「節欲」を説き（「およそ養生の道は、内欲をこらゆるを以て本［根本］とす」『養生訓』巻二）、他方では「楽」を求めていた（「楽を失はざるは養生の本［根本］なり」巻二）。

どちらか一方だけでは足りない。自己抑制が修養論であり、「楽」の視点が養生論という棲み分けでもない。「楽」は自己抑制（「忍ぶ・こらえる・慎む・ひかえる」）に支えられ、自己抑制は「楽」に支えられている。「楽」の実践が「孝」の実践になり、「孝」の実践が「楽」の実践になる。その全体を益軒は「養生」と呼ぶ。

益軒は万事において過剰を嫌った。「中」という。過不足のない「中」。「いささか」ともいう。適切な限度を見定め、欲に振り回されない。「宜《よろ》しき分量を定む」ことが大切なのである（巻三、後述）。

2　自己抑制のテーマ――「慎を専とす」

『養生訓』によれば、人の身体は「気」によって天地と通じている。「気」が身体に滞りなく流れていれば、身心共に良好である。流れが滞ると、病が生じる。気の減少と停滞が害をもたらす。では何が原因か。「内欲」と「外邪」である。

益軒は特に「内欲」を警戒する。内欲は、内部から来て人を滅ぼす（「我身のうちよりおこりて、身をせむる欲なれば、内敵なり」）（巻一）。あるいは、内部から外敵を呼び込んでしまうから危険である。

しかし益軒は対処可能と考えた。人は欲に振り回されるだけではない。欲を抑制することもできる。むしろ適切に対処して、欲を生かそうとする。飲食も控え目であれば元気を養う。

そこで自己抑制が要請される。例えば、「こらゆる（耐える・抑える）」という（「内欲をこらゆるを以本とす」巻一）。あるいは、欲を「少なく」する。養生の要は「少」の一字である。「少」とは万事を控えめにして過度にしないこと（巻二）。思いを少なくして心を養い、欲を少なくして霊を養い、飲食を少なくして胃を養い、言葉を少なくして気を養う（「養生の四寡」という。巻二）。益軒は「少なく」とも「寡《すくな》く」とも書く。

益軒によれば、飲食や色欲によって病気になるのは、自己の過失である。天命ではなく自らの罪である（是天命にあらず、わが身のとがなり）。病気というのは、わが身の欲を慎まない故に生じる。そこで「畏」ともいう。天道を畏れることが身を守る（「つねに天道をおそれて、つつしみしたがひ、人慾を畏れてつつしみ忍ぶにある」巻一)。勇ましく生きるのではない。「いつも小さな橋を渡るように」用心する。

そう語る時、益軒が対極に想定していたのは、「恣《ほしいまま》にする（欲に任せたままにする)」という動詞である。欲に任せると身心を傷つける。「養生の道は、恣《ほしいまま》なるを戒めとし、慎《つつしむ》を専《もっぱら》とす」（巻一)。欲に任せるのではなく、慎み・忍び・忍耐する。「忍ぶか、恣にするか、それが善悪の分かれ目である」ともいう（巻一)。

さて、こうした側面だけ見るならば、『養生訓』は、徹底した節制の書である。欲望を小さくし、畏れ慎みながら恩に報い、孝に励む。いわば、朱子学的倫理学、あるいは、(近世前期の日本の儒者たちにみられた) ある種の民衆教化の思想ということになる。福岡藩に仕えた儒者・益軒の中に、そうした発想があったことは確かである。そして、だからこそ、人々を惹きつけた。人々はそこに単なる実用的医書を見たわけではなく、そこに「正しい道」を感じた。そして、修養の指針としても読んだ。

しかしそれだけではなかった。『養生訓』には、民衆教化の思想とは決定的に異なる側面が織り込まれていた。

3　楽のテーマ——「本然の楽」

益軒は「欲」を否定しない。むしろ大切にする。正確には、欲が適切に満たされることを大切にして、「楽」と呼んだ。いわば、幸福の享受である。

人生には三つの楽があるという。一、正しい道を進み、善を楽しむ（「身に道を行ひ、ひが事なくして善を楽しむ」）。二、健康で快適に楽しむ（「身に病なくして、快く楽しむ」）。三、長生きして楽しむ（「命ながくして、久しく楽しむ」巻一）。

益軒によれば、こうした「楽」は、天地の自然法則である（「楽しみは是《これ》人のむ生《まれ》れ付きたる天地の生理なり」）。ということは、楽しまないのは天地の理にそむくことである（「楽しまずして天地の道理にそむくべからず」）。

＊ところが、その続きの一文は微妙である。「つねに道を以て欲を制して楽を失ふべからず」。この文章は、「つねに道を以て（天地の道理に従って）」、「欲を制する」のか、それとも「楽を失うべからず」を強調しているのか。前者で言えば、道に従い欲を制していると楽しみを失ってしまうこと（過剰な自己規制）に対する警戒である。それに対して、後者で言えば、

道に従い楽を失うべからず（楽を失わないことが道である）と説いていることになる。あるいは、その両方の意味を併せ持ちながら、「楽しみを失わないことが養生の根本である（「楽を失なはざるは養生の本也」巻二）」と説いたことになる。

本然の楽

ところで、こうした理解を『大和俗訓』は「本然の楽」と呼ぶ（『大和俗訓』巻四、心術・下、全集三、一〇五頁、『日本の名著・貝原益軒』中央公論社、一九六九年、一一九頁）。人の心に本来備わっている楽しみ。ところが「私欲」があると、この「本然の楽」が失われてしまう。耳目口体の欲や、喜怒哀懼の情に影響されてしまうというのである。それに対して、君子は欲に影響されないため、いかなる艱難に遭っても、この楽を失うことがない（あるいは、いかなる困難に遭っても楽を失うことがない人物を、益軒は「君子」と見た）。

この「本然の楽」は外からの刺激によって生じるのではない。確かに「本然の楽」も、風花雪月のような外の世界と「相和し」楽しむのだが、それによって初めて楽が生じるわけではなく、外物は「本然の楽」を助けるのみである。

また、この「楽」を持つのは人間だけではない。天地の道・陰陽の変化・四時のめぐり、それらすべてが「天地の楽」である。鳥が飛び・魚が跳ね・花が咲き・実が熟するのも、すべて「万物自然の楽」である。「これを以て人の心に、もとより楽あることをしるべし」。そう語った後に、益軒は、「もし欲にひかれて、この楽をうしなうは、天地の道にそむけり」という。ということは、この場合の「欲」は、「楽」と両立しない。欲（私欲・情欲）があると、楽（本然の楽）を失う。

このように、「楽しみ」と対立的に理解された「欲」を、益軒は「私欲」「情欲」「内欲」など、特定の用語をもって語る。例えば、「私欲」の覆いがあると、身心を塞いでしまうから、道理に通じない。欲が去ると心が明らかになる。

こうした「私欲」は常に害をもたらす。利害・喜怒・愛憎の私欲に駆られる時、悪心が起こり、悪事を働いてしまう。したがって「私欲」は「楽」と対立する。「私欲」があると楽しみを失う（『大和俗訓』巻四、心術・下）。

しかし、すべての欲を禁じたのではない。例えば、『和俗童子訓』は、子どもたちの「好むところ」を大切にせよと強調する。子どもはそれぞれ好みが違う。その好みが大事である。ところが、その心が「気まま」になる。好みにまかせていると、悪い方へ向かうことにもなる。そしてそれが癖になる。

そう語りながら、しかし益軒は、過度な抑制を警戒する。子どもの「好み」を禁じてしまうと、子どもがいじけてしまう。それはいけない。放縦もよくないが、過剰な抑制もよくない。つまり、欲のメカニズムを正確に認識しながら、適切に子どもたちの「欲」を受け入れてゆくことを勧める。「宜しき分量」を見定めることが大切なのである。

『楽訓』

さて、こうした「楽」の思想を全面的に論じたのが、『楽訓』である。『養生訓』より三年前、『和俗童子訓』と同年の出版である（益軒八十歳）。

『楽訓』冒頭部分によれば、人の心には「天地よりうけ得たる太和の元気」がある。この「太和の元気」は理解しにくいが、直後に「人の生ける理」と言い換えられているから、「人の生の根源をなす、すべてと調和した気」と理解する。草木が成長して止まぬように、人の心のうちには、常に喜ぶ力がある。これが「楽」である。賢者だけのものではない。すべての人に「楽」がある。人間だけではない。鳥獣草木にも「楽」がある。

しかし人は、学ばなければこの「楽」に気がつかない。私欲に煩わされると「楽」を失う。賢者は私欲に煩わされることがないから「楽」を失うことがない。『養生訓』でも見られたこの論理（賢者は、私欲がない、ゆえに楽を失わない）は、益軒の中心線である。「楽」は心の内にある。「私欲に煩わされる」ことがなければ、誰でも得ることができる。そしてその「楽」を失うことがなければ、卑しい心が生じることはない。ところが「楽」は個人のものではない。むしろ「我ひとり楽しみて、人を苦しむるは、天のにくみ給ふところ」である。自ら楽しみ、他人も楽しませる。それが人の道である。天地より貰い受けた仁を、他人にも与えて、楽しませる。自他共に楽しむのが、天の喜ぶ理であり、真の楽しみである。

＊以下、話は細かくなるので、要点のみ見る。一、君子は「足る」ことを知る。「君子は道に従うことを楽しみ、小人は欲に従うことを楽しむ。道を以て欲を制すれば楽しんで乱れず、欲を以て道を忘るれば乱れて楽しまず」（『礼記』）。二、「分」に安んじる。天がわが身に定めた分を越えて願うと楽を失う。自分より下の人を見て足ることを知り、分に安んじ外を願わなければ、憂いがない。三、「和楽」とも語る。他人との和を保つこと。「和楽をむねとして」、気を養うべきである。しかし和ばかりで、礼がないと、偏りが生じ、楽しみを失う。他人の悪を指摘せざるを得ない場合もある。四、物質的な豊かさも「楽」をもたらすが、それでは得られぬ「楽」もある。例えば、「心の閑」がもたらす「清福」。貧しく世に認められ

ずとも、身が安らかで、心に憂いがなければ清福である。そうした「君子の楽」は貧賤の者ほど得やすい。五、書に親しむこと。益軒の理想である。「いとまありて閑に書を読み、古の道を楽しむは、是清福のいと大なる楽なり」。粗食を好み、月花を愛で、山水を好み、四季折々の美しい光景を楽しむ。耳目を喜ばせ、旅をする。すべて「養生」になる。『楽訓』において、養生と「楽」は一体であった。

ところで、この「楽」は、今日の言葉で言う「音楽」とはいかなる関係にあるのか。『楽訓』も『養生訓』も、「古人は詠歌舞踏して血脈を養う」という。歌や踊りは、心を楽しませ、気を養う。

その際、『楽訓』は「郢曲《えいきょく》」・「早歌《そうが》」など、当時の庶民が接することのできた歌謡に言及し、それらを元気に歌うことによって、心を開き、気を養うことを勧めた。『養生訓』は、それを「導引按摩」とつないでいる。「古人は詠歌舞踏して血脈を養う。詠歌はうたふ也。舞踏は手のまひ足のふむ也。皆、心を和らげ、身をうごかし、気をめぐらし、体を養う。養生の道なり。今、導引按摩して気をめぐらすがごとし」（巻二）。

＊『養生訓』は「按摩してもらう」ことも「自分で自分のからだを按摩する」ことも養生と

呼んだ（本書「はじめに」）。しかし、人に按摩させる（「人になでさするおさしむる事」）、あるいは、召使いや子どもに教えて按摩させる、という記述が多い点は、『養生訓』が武家の家長を想定して語られているという指摘と重なる（松村浩二「養生論的な身体へのまなざし」『江戸の思想6』ぺりかん社、一九九七年、九九頁）。なお、江戸期に入ってから本格的に体系化された按摩の歴史は今後の課題である。林正且『導引体要』（慶安元年、一六四八年）、竹中通庵『古今養生録』（元禄五年、一六九二年）、大久保道古『古今導引集』（宝永四年、一七〇七年）、宮脇仲策『導引口訣鈔』（正徳三年一七一三年）、香川修庵『一本堂行餘医言』（文化四年、一八〇七年）、太田晋齋『按腹図解』（文政一〇年、一八二七年）などがある。

益軒は古代中国の養生論から多くを学んだが、そのすべてを受け入れたわけではなかった。例えば、「導引（本書3章―3）」については、あまり語らない。益軒は特別な身体運動より歩行を勧める。特に食後の散歩は必要である（巻一）。あるいは、同じ場所に長く座っている害を強調している（巻三）。

身体を動かすことは養生になる。特別な「型」は必要ない。身近な暮らしの中で可能なことをする。益軒は自らの提示する知恵が「民生日用」に役立つことを望んでいた。暮らしの中の実用的な知恵である。

4 「いささか」の贅沢を享受する

さて、このように、益軒は「欲の自制」を説き、同時に「楽」を理想とした。この微妙な関連を浮き彫りにするのが「倹約」と「贅沢」の問題である。益軒は「贅沢」の享受を認める。都市の実態を把握し、好意的に理解していた。

むろん「倹約」も説いた。「贅沢」を好意的に理解しながら、同時に「倹約」を説いていた。そこで「いささか」という。「いささか」の贅沢を容認する。それは、それ以上の贅沢を抑制するためである。初めからすべてを禁止するのではない。「いささか」の贅沢を楽しむからこそ、自らを規制することが可能になる。それが「倹約」である。

時代は江戸初期、都市は賑わいを取り戻し、欲望を刺激する贅沢品に満ちていた。益軒も、一方では華美の風潮を嘆き倹約の観念が衰退したことに心を痛めているのだが（『大和俗訓』）、しかし「いささか」の贅沢は必要である。賑わいを楽しむが、振り回されぬよう用心する。賑わいに振り回されると「気」が減る。益軒の養生論は「気の倹約」であったことになる。

この「倹約」は「吝嗇《りんしょく》」とは違う。吝嗇は財の保身である。財を惜しむために仁愛を施さない。それに対して、「倹約」は財に振り回されない。賑わいを楽しむために、適度をわきまえて自制する。

「養生」も快適に暮らすために行う。禁欲主義ではない。ある程度、欲を充たす。茶も煙草も「少しは益あり」。まして酒は「天の美禄なり」。「少し飲めば陽気を助け、血気を和らげ、食気をめぐらし、愁を去り、興を発して、はなはだ人に益あり」と効用を説いた（『養生訓』巻四）。美食や肉食も過食は用心しつつ、やはり「気を養う」。益軒自身、獣肉を好み、万事において旺盛な好奇心に満ちていた。

後世の養生論は、しばしば、そうした益軒の不徹底を批判した。儒教道徳から見る時、益軒の禁欲は不徹底である。庶民に「いささか」の一線を見極めることなどできない。結局、なし崩し的に、贅沢に巻き込まれてゆくのではないか。

しかし益軒に言わせれば、過度の禁欲は、倹約にとっても養生にとっても、有効ではない。益軒の発想は、ある種、功利的である。「いささか」の贅沢を容認した方が、それ以上の贅沢を抑制するために有効と判断する。欲を捨てるのではない。過不足のない適切な程度に欲を充たす。益軒は「中」という。「養生の道は、中を守るべし。中を守るとは過不及［過不足］なきを云う」（巻二）。

それが「道」である。道に即して欲を自制する。楽しみを消すのではない。「楽」こそ養生の基本である（「つねに道を以て欲を制して、楽を失うべからず。楽を失なはざるは養生の本也」）（巻二）。それが、結果としては、欲の肥大化を防ぐために最も効果的である。

益軒は博物学者であった。そして実学的発想を持っていた。自然を観察し、その「理」を窮め、「理」に即して使いこなす。『養生訓』はそうした実学的博物学の一分野である。人の「欲」の「理」を極め、それを適切に使いこなす。道徳上の大義ではない。観念的な教えでもない。具体的な術を伝える。おそらくそれが、多くの読者に歓迎され続けた秘密でもあった。

5　宜しき分量——儒者にして博物学者

益軒は完璧主義を嫌った。「いささか」でよい。むしろ「いささか」がよい（「いささかよければ事たりぬ」）。

「万事において完璧を求めると、心の負担になり「楽」がない。禍もここから生じる。また、他人に完璧を求めすぎると足りないところが気になり怒りが生じるので、これも心の負担になる。その他、日々の飲食、衣服、家具、住居、草木なども、美を好むべきではない。「いささか」でよい（「いささかよければ事たりぬ」）。完璧に良いことを望むのはよくない。すべて気を養う工夫である」（巻二）。

別の箇所では、「いささか」の代わりに、「適度な分量を定める（宜しき分量を定む）」という。「飯は、人を養うが、同時に人を害する。それゆえ飯は多食してはいけない。常に適度の分量を定めておかなければならない（常に食して宜しき分量を定むべし）」（巻三）。

各自が、自らにとっての適切な量を判断し、その判断を常に心がけておく。それが益軒の人生観である。決められた量に従うのではない。各自が自らにとっての「宜しき分量を定む」。

ということは、必ずしも少なくすればよいとは限らない。まして完璧な節制は逆効果である。にもかかわらず、その語りが「少し」に傾くのは、私たち人間が「多し」の欲に傾いているためである。食事制限についてこう語っている。「世間は食を制限しすぎると栄養不足で痩せてしまうと危惧する。しかしそれは養生を知らない人の言葉である。欲が多いのは人間の本性であるから、制限しすぎると思われるくらいが適当なのである（欲多きは人のむまれ《生まれ》付きなれば、ひかへ《控え》過すと思ふがよきほど《良き程》なるべし）」（巻二）。

さて、こうした語りを見る時、益軒の「いささか」を「妥協」と理解することは適切か。一見すると、儒教的な理想像を持つ益軒が、そこから譲歩する仕方で「いささか」の享受を許したようにみえる。本来は完璧に禁欲すべきなのだが、人々の事情を考慮し一定の欲を許容した。そう理解されることが多いのだが、しかしそれは益軒の意図したことではなかったのではないか。

益軒は「楽」を大事にした。養生の原則は「楽」を失わないことである。そして完璧主義は「楽」に反する。多すぎても少なすぎても「楽」に反する。とすれば、益軒の眼目は「宜しき分量を定む」ことである。

しかしその「宜しき分量」は個人によって違う。各自が自らの身心を顧み、自らにとっての適切な分量を判断するしかない。あるいは、その判断する眼を養うことを『養生訓』は説いた。

果たして、「薬剤」について、益軒は中国の養生書に倣いつつも、日本の風土・風習・気質を考慮すべきことを強調する（「薬剤一服ノ大小の分量、中夏《ちゅうか》の古法を考がへ、本邦の土宜にかなひて、過不及なかるべし」巻七)。そして基本的には、中国に比べて、日本の薬の量は少なくてよいという。

＊こうした視点は、徳川儒者、例えば、中江藤樹の「時・所・位」の発想と重なる。「道」は不変であるが、「法」は時により場所により異なる現れ方をする。益軒は具体的な薬の分量について、中国の知恵を参考にしつつ、しかしそのままでは日本に適用されないことを強調した。この発想が、江戸後期の養生論において、中華に対する日本の「文化的ナショナリズム」傾向へとつながることになる。

さて、ここまで確認したうえで、『養生訓』は民衆教化の一環であったかどうか。益軒の「倹約」について論じた塚本明は、この点について、「儒教道徳による民衆教化という執筆動機そのものを疑ってかかってみたい」という(塚本明「倹約と養生」横山俊夫編『貝原益軒——天地和楽の文明学』平凡社、一九九五年、二九九頁)。

例えば、美食について、益軒は「八九分にてやむべし」というのだが、その理由は、食べ過ぎた後の問題を避けるためである(「十分に飽き満るは後の禍あり」)。節欲を説いたのではない。食後の「楽」を説いている。また、「味すぐれたる野菜」の多種類を煮合わせるのはよくない。それは一緒に似てしまうと「味が落ちる」ためである。贅沢を禁じたのではなく、味を楽しむための最良の方法を伝授したことになる。

むろん、『養生訓』の中に儒教的な禁欲倫理が含まれていることは確かなのだが、しかしこうした語りを見る時、いわゆる「儒教道徳による民衆教化」とは質の異なる、「楽」を可能にする知恵の共有という願いが見えてくる。しかもその「楽」の知恵を儒教道徳と対立させない。あるいは、儒教道徳を越えることはしない。その点は、益軒の中では、穏やかに調和していた。

益軒は「理」を求めた。自然の事物の中に「理」を求めた。朱子学のように（例えば、同時代の朱子学者・山崎闇斎のように）、ひたすら「経書（儒学経典）」を読むことによって「理」を追究したのではない。自然を観察し、実際の事物の「理」を窮め、その「理」に即して適切に使いこなす。「楽」を可能にするために工夫し、その知恵を共有する。博物学者・益軒は、実用的・合理的発想を持っていた。

＊伊藤仁斎の思想との相違・関連は丁寧な考察を必要とする。仁斎は自らの学問を「人道」に限った。「天道（自然界の理法）」と「人道（人間社会の理法）」を区別し、「天道」については語らない。「物の理」に向かうことはなかった。それに対して、博物学者・益軒は「物の

理」を追究した。そして「物」のひとつとして、「ヒトの身心」の「理」を追究したことになる。

益軒は自ら得た学問の知恵を、平易な言葉にして人々に伝えることを願った。人々の日々の暮らしの中で役に立つ実用的な知恵。益軒は「民生日用」という。生を楽しみ、生を長らえる方法。天寿をまっとうする者は、その方法を知る者であり、天寿をまっとうしえない者は、それを知らない。ならば、その「方法」を知るべきである。

一方に偏することなく、時々の最善の「分量」をわきまえ、身心の緊張と弛緩の交代リズムを大切にする。なにより「楽」を持たないことは、天地の道理にそむくことである。

益軒の思想はすべて「天地の道理」に基準をおいていた。天地によって生み出され、育てられ、つながって生かされている。『養生訓』冒頭が思い出される。「人の身体は父母をもととし、天地を初めとして成り立つ」。天地・父母の恵みなしには生まれ育つことができなかった。私たちの身体は、自分一人の物ではない。「天地の賜物」である。父母から与えられた身体である。身体を失っては天地・父母に仕えることができない。とすれば、自分の身を傷つけることは「不孝」である。人としてこの世に生まれてきたからには、天地父母に孝を尽くし、人倫の道を実践し、長寿を喜び、人生を楽しむこと。

むろん、儒者として、益軒はこうした「孝」の倫理を尊重し、「天地の恩」に報いることを「人の道」とした。しかしその思想は、例えば、儒教倫理を土台とした近代日本の「健康」思想とは大きく異なっていた。「お国のために役立つ」義務としての健康には、「楽」の視点が欠けていた（本書6章—2）。それとの対比で言えば、益軒の思想は、「孝」の倫理と「楽」の倫理の穏やかな共存から成り立っていたことになる。

第5章　処世術としての養生——江戸後期の庶民文化

江戸時代、「養生」という言葉は人口に膾炙した。とりわけ江戸後期、養生に関する実用医学書が出回り、あるいは、文芸作品の中にも「養生」という言葉が姿を見せた。錦絵の「飲食養生鑑」は腹の中の様子を描き、飲みすぎ食べ過ぎた後の「五臓六腑」を語る。人々の関心が身体の内部に向かったのである。

しかし「養生」は身体の話に限らない。そこには道徳的教訓も人生論的随想も含まれていた。養生は常に全体を視野に収めたものの見方をしていた。とはいえ、その広がりは、今日の私たちの目には、いささか驚きである。いずれ明治の近代化とともに影をひそめてしまうことになる「養生」の多様な広がりを、しばらく覗いてみることにする。

1　益軒以後の養生論

江戸時代の後半、養生論は最盛期を迎えた。平易な言葉で語られた通俗的な実用医書は「十八世紀以降に板行されたものだけでも、百種をこえる」という（樺山紘一「養生論の文化」林家辰三郎編『化政文化の研究』岩波書店、一九七六年）。疾病・治療・保健・衛生など、話は日常生活全般に及び、そのすべてが益軒『養生訓』をモデルとして継承し、あるいは批判した。

益軒の禁欲を不徹底とする批判は様々に続いた。酒と肉食は絶つべきである（鈴木朖《あきら》）。獣肉は穢れている。本邦人は飲食に清浄なものを好むという批判もあった（益軒は「穢《けが》れ」を基準に価値判断することはなかった）。

逆の側からの批判もあった。益軒『養生訓』は庶民の生活実態に合わない。特に色欲の節制は凡人には厳しすぎる。その「房中説」（とりわけ、性交渉は勧めるが射精を控えるとする説）は、凡人の欲念を無視していると批判された。

益軒の養生が「術（技術）」に傾きすぎるという批判もあった。養生は『道に遊ぶ』べきである。術に縛られては気が滞り養生にならない。益軒『養生訓』を守る人は、身を慎み恐れるあまり、卑怯になり臆病になる。多病になるとも言われた（柳井三碩《さんせき》）。

最大の論点は、養生が「我が身を重んじ、義を軽んじる」という批判であった。養生は義を軽視する。利己的である。それに対して、益軒も「常時」と「変時」を分け、「変時（非常時）」に義を務めるべく「常時」に養生を積むという仕方で整理を試みていたが、この問題は（ある時期まで）繰り返し論じられた（前掲拙著『修養の思想』第9章）。

「延命」「長寿」も期待されたが、それだけが目的ではなかった（神仙思想との関連は既に益軒において切れていた）。養生論の話題は「家庭の和合」や「社会的な安寧」に広がり、様々な処世術が語られた。言い換えれば、生活環境全体の質的向上を願った。そしてそれは儒学に基礎を置く医学の伝統でもあった。疾病を「からだ」全体の問題として「暮らし（生活環境全体）」の中で理解する。医学が社会倫理と結びついていた時代の「常識」が養生の広がりであったことになる。

＊益軒の流れとは異なる養生思想としては、白隠禅師（一六八五〜一七六八）が興味深い。『夜舟閑話《やせんかんな》』は独自の内観法を説く。例えば、一身の気を腰・脚・土踏まずに充満し、臍下丹田に気を満たす。あるいは、軟酥《なんそ》の法は、「酥《そ》（バターに似た食品）」を頭頂に置くと想像

し、それが次第に溶けて流れ、上半身から下半身へと伝わり、全身を潤し流してゆく。今日のマインドフル瞑想における「ボディスキャン」に類似する。なお、禅院における養生の問題は独自な検討を必要とするが、広い意味では、栄西『喫茶養生記』（承元五年、一二一一年）も貴重である。「茶は末代養生の仙薬、人倫延齢の妙術」と始まり、喫茶が睡魔を防止し疲労の回復を早めることを説く。茶の養生術である。

2　医者による養生論

養生は（少なくともその一部は）医学に属する。では医者たちは養生をいかに論じたか。当時の医者は剃髪していた。そして漢籍を基礎とした。儒学が基礎教養であったから、儒者が生業のために「医者」を務めることも多かった。医者は特定の身分に限定されず、資格制度も確立していなかったから、職人のように師匠の下で修行を積み、自ら腕を磨くしかなかった。医者になるための勉学は「医学稽古」「医学修行」などと呼ばれていた。

近世以前の日本の医学史は、（例えば、『医心方』の丹波康頼や、中興の祖・曲直瀬道三《まなせどうさん》など）興味深いのだが、ここでは江戸期の「医学」の転換を見ておく。理論重視の「後世《ごせい》派」から実践重視の「古方派《こほう》」への転換である。

江戸前期には「後世派（李朱医学・曲直瀬の流れ）」が全盛を極めていた。それを批判する仕方で「古方派（古医方）」が登場した。古方派は、理論重視の「後世派」を批判し、より経験的な診断を求めた。新たな学派が「古」を名乗るため、話は混乱するのだが、事情は儒学における「古義学」と同型である。そして実際、古方派と古義学の間には深い交流があった（香川修庵は仁斎の古義堂で学び、吉益東洞は徂徠学から影響を受けていた）。

古方派は原点回帰を主張する。理論の構築ではなく治療を中心とした臨床的医学。そしてそのモデルを漢代後期（二世紀）の『傷寒論』や『金匱要略』に求めた（本書2章―3）。具体的な疾病治療の症例研究である。その原点から見れば「後世派」の医学は後代になって（一〇世紀以降に）体系化された近世医学である。むろん近世医学の理論体系は「運気論（五運六気説）」を基礎とし、見事に合理的であったのだが、理論に傾きすぎた。古方派はそこに噛みついた。そして実践的な治療を求め、その範を遠く古の漢籍に求めたため、自らを「古方派」と称した。

古方派は、人間を常に、ひとつのまとまりとして見る。例えば、全身の血管を一つの網と見る。あるいは、「単一の元気」を見て、一元気の作用が患者の全身心に影響を与えるという。そうした理解の下に実践的な治療効果を求めた。その代わり、その理論的背景を問うことはしなかった。

＊従来の医学史は、古方派を近代医学への橋渡しと語ってきた。中国医学の体系を打ち壊し、経験的・実践的視点を重視することによって、近代西洋医学を受け入れる下準備をしたという肯定的評価である。それに対して、山田慶兒は、「それはあくまで西洋近代医学の立場、原則として中国医学を排除しようとする立場からの話である」と批判し、古方派医学を「反科学」と読み直している（山田慶兒「反科学としての古方派医学」『思想』九八五号、二〇〇六年五月）。

水野澤斉『養生辨』

さて、後世派も古方派も養生を説いた。しかしこの時期の養生論を詳細に検討した瀧澤利行『養生論の思想』（世織書房、二〇〇三年）によれば、養生論に関しては、両者に大きな違いはない。そこで話を絞り、伊予の医師・水野澤斉『養生辨』（天保一三年、一八四二年）を見る。その目次が、医師の視点から見た「養生」の広がりを示しているためである。

前篇後篇、それぞれ上中下の三巻に分かれるのだが、両篇とも「上」「中」は病理論・

解剖学を語り、「下」においては話が広がり、金銭問題や「家養生」へと展開する。

＊正確には、前篇の上＝病理論、中＝病態論、下＝生活上の諸問題（人相・福禄寿・金銀銭・火難盗難）。後篇の上＝解剖学（首から上の記載）、中＝解剖学（首から下の記載）、下＝養生観の総論（身養生・心養生・万病一気・物我一体・家養生）である。

その全体を貫く基本理念は「程よくする」ことである。益軒が「いささか」と語った適度な分量を、澤斉は「程よくする」という。「飲ひ《くい》茂《も》　色も浮世も　人の慾　程よくするが　養生の道」（『養生辨』前篇・序）。

欲の否定ではなく、欲も「程よく」肯定される。しかし「原則を踏まえていなければ（「本《もと》を勤めざれば」）」、肯定されない。福禄寿でいえば、福（繁栄）の原則は倹約にあり、禄（道徳）の原則は忠義にあり、寿（健康）の原則は養生にある。そうした「原則」を前提にした上で「程よくする」道を探る。

その発想は合理的である。過食はよくないが、しかし大食にも利があり、商売を興す者には大食の例が多い。あるいは、肉食も程よく食して薬とすればよい。興味深いのは、「惚《ほ》れる」という言葉を使った「家養生」である。住む家に惚れ、家業に惚れ、夫婦惚れ合う。執着を捨てるのでもなく、禁欲でもない。世俗の暮らしの欲望が「家養生」の原則である（同、前篇下巻）。

このように、身心の養生を通して、家業の繁栄を奨励する。町人に向けられた教説であったことを考慮したとしても、その「養生」概念の広がりは明らかである。長寿や無病だけが目的ではない。禁欲や節制だけでもない。養生論は、医療を越えて、ある種の処世術として人々に迎えられていたのである。

＊水野澤斉『養生辨』は「身養生」「心養生」「家養生」を説いた。この「家養生」に注目する時、養生思想と処世術との関連が見えてくる。古代中国の嵆康は「家宅（住環境）」を語った。身心の養生だけでは足りない、環境への配慮も必要である。環境と本人の努力が相俟って初めて養生の成果が出る（本書3章―1）。それに対して、水野澤斉の「家養生」は経済状況に焦点を当てている。家業に精を出し、倹約を守り、入金以上には出費せず、災難など入金が少ない時を考え「貧乏に先立て困窮すべし」。身を慎み倹約すれば、天の恵みを得て相応の財を得る（『養生辨』後篇下巻）。その「家養生」は家計の健全を説いた。さて近代に入り、後藤新平『国家衛生原理』になると、それらは「間接的衛生」と呼ばれることになる。直接的には健康に関わらなくても、間接的に健康に関わる領域。そして、国家の理想を「衛

生団体」と見る後藤は、国家という組織がこの「衛生」を支えることを理想とした（本書6章―2）。そうした「衛生思想」から遡ってみると、養生には組織の発想がなかった。

＊この時代の養生論には多様な視点が含まれていた。例えば、八隅景山『養生一言草』（天保二年、一八三一年）は、人の一生を養生の立場から論じる中で、子どもの遊戯を養生と言う。幼稚の遊戯はすべて天地の道、遊びをなすは「養生のはじめなり」。また、各種武芸の身体的効果も強調し、弓術・馬術・剣術などを勧め、舞踊も奨励する。江戸後期の養生論は、「延命」や「長寿」より、「健全」を目標とし、日々の暮らしの中の身心の調和に価値を置いた。

3　文芸に見る養生

さて、同じ時期、文学ジャンルにおいても「養生」が話題になっていた。その多くは庶民向けの娯楽物である。当時の庶民は「養生」という言葉で何を思い描いていたか。

滑稽本『和荘兵衛』

まず、滑稽本と呼ばれる文学ジャンルがあった。そのひとつに『異国奇談・和荘兵衛《わそうびょうえ》』がある（安永三年、一七七四年）。著者は「遊谷子」とその名を記しているのだが、詳細は確認されていない。

主人公・和荘兵衛が諸国を遍歴する架空の物語で、不死国・自在国・女護の島・矯飾国・好古国・自暴国・大人国を、鶴や亀に乗って旅する（諸国遍歴の手法は平賀源内『風流志道軒伝』一七六三年を踏襲したものという）。そして各国訪問の後に、そのつどコメント（教訓）を付すのだが、それが「養生」と題されている。新たな体験をするごとに、新たな「養生」が語られる。とすれば、この言葉がいかなる守備範囲をもって庶民に受け入れられていたか、興味深い実例ということになる。

釣りをしていた和荘兵衛は、ある日、強風にあおられ、流れ着いたのが「不死国」、死ぬことのない国である。その国の人々は死ぬことも病むこともない。ところが、ある時、人々は、極楽浄土の話を聞いて、死ぬことに憧れ、長生きを悲しんだ。和荘兵衛も不死となり三百年余りそこに留まったが、最後は生きることに飽きてしまった。

そうした体験の後に「養生」という教訓じみた解説がつく。世間は長生きばかりを求めるが、死ぬことができないとは、生き続けなければならないということである。死んでみたら、思いのほか心地よいもので、「そうと分かれば早く死んだらよかった」と思うのではないか。「不死国のことわりにてあきらめ、無理に仙人を羨ず。死をおそれず、ただ己をつつしみ、心を泰山の安きにおくを、無病の人の養生というべし」。

当時、道教に関する通俗書が出始め、仙人思想が話題になっていた。それに対する風刺・批判の人生訓が「養生」なのである。

続く「自在国」は豊かな国である。米や金は地から湧き、餅も饅頭も梢に生《な》り、酒は川に流れる。人々は貧乏を知らなかった。そしてすべてが思い通りになった。「万事、自由自在、いわんかたなし」。そこへ先年、天竺から僧侶がやってきて、「楽しみは苦しみより出る」と説法した。苦難の末に手に入れた時の歓びは喩えようがない。それを聞いた人々は苦難に憧れ、貧乏を願った。町のはずれには「貧乏大明神」ができ、「福の神の入らぬよう」お札を張った。しかしそればかりは自由にならない。その国の人々は「苦難の末に訪れるという楽しみ」に憧れ続けていたというのである。

この後の「養生」は苦楽と貧福の違いを説く。楽は苦から出る。苦は楽から出る。一生、ただ楽しむということも、ただ苦しむこともあり得ない。富んだ者は、欲に任せ物を蓄え、飽きてしまう。美食を重ね、身を使わなければ、消化できず、様々な病になる。道に従う者は楽しみ、道に背く者は苦しむ。それが「養生」である。

こうして和荘兵衛は諸国を遍歴し、そのつど「養生」が語られてゆくのだが、その内容は人生訓である。真面目を笑い、世俗の行き過ぎた信仰心を風刺する。その意味で世俗を相対化する。和荘兵衛という名の通り、多分に荘子を意識しているのだが、しかし老荘の哲学的地平には至らない。多少世俗の常識から距離を取るものの、その視点は極めて庶民的である。

この本は好評を博し、版を重ね、この本に影響されて、幾多の異国遍歴本が生まれたというから、こうした「養生」理解は当時の庶民に共有されるものであったことになる。

＊なお、和荘兵衛の最後の訪問は「大人国」。大人の国ではない。すべてにおいてスケールが大きい国。しかしそこには秩序がない。政治も道徳もない。何も知らぬ「あほう」に見えた。和荘兵衛は人々を教え諭そうと説教するのだが、まるで通じない。思い余って、その国の賢人に相談すると、逆に、教えられた。この国は秩序がないのではない。秩序を越えた自由を生きている。秩序がないと見えるのは、貴殿のスケールが小さいためである。「大をもって小を見ることは容易いが、小をもって大を見ることは難しい」。そう諭されてしまった。

和荘兵衛は「恥ずかしいやら、怖いやら」、鶴に乗って日本に舞い戻ってきたというのである。「小をもって大を見ることは難しい」。この体験（洞察）も、この時代の言葉では、「養生」であった。

錦絵「飲食養生鑑」

さて、その時代、身体の内部（五臟六腑）を描いた文芸が現れた。「養生」という名を冠した「錦絵（木版多色刷りの浮世絵）」である。例えば、「飲食養生鑑」（歌川国貞、嘉永三年、一八五〇年、図5）は、個々の臟器を擬人化する。肺が「団扇《うちわ》の骨も折れるが、又からだの骨も折れるようだ。ちっと休もうじゃないか」と不満を言う。あるいは、肝が、「勘当（肝道とかけている）といってもおいらは親孝行だぜ」と、その働きを主張する。

こうした身体観は人体解剖（腑分け）の知見を踏まえている。古方派の医者・山脇東洋は、宝暦四年（一七五四年）、京都で腑分けを実施し、五年後『蔵志』を出版した。そして杉田玄白が小塚原の女刑の腑分けに参加し（一七七一年）、蘭書『ターヘルアナトミア』の正確さに感服して『解体新書』を翻訳する（それ以前にも数回の腑分けが荻や伏見で行われていた）。こうした解剖学的視点が文芸にも影響を与え、錦絵の形で、人々に歓迎され

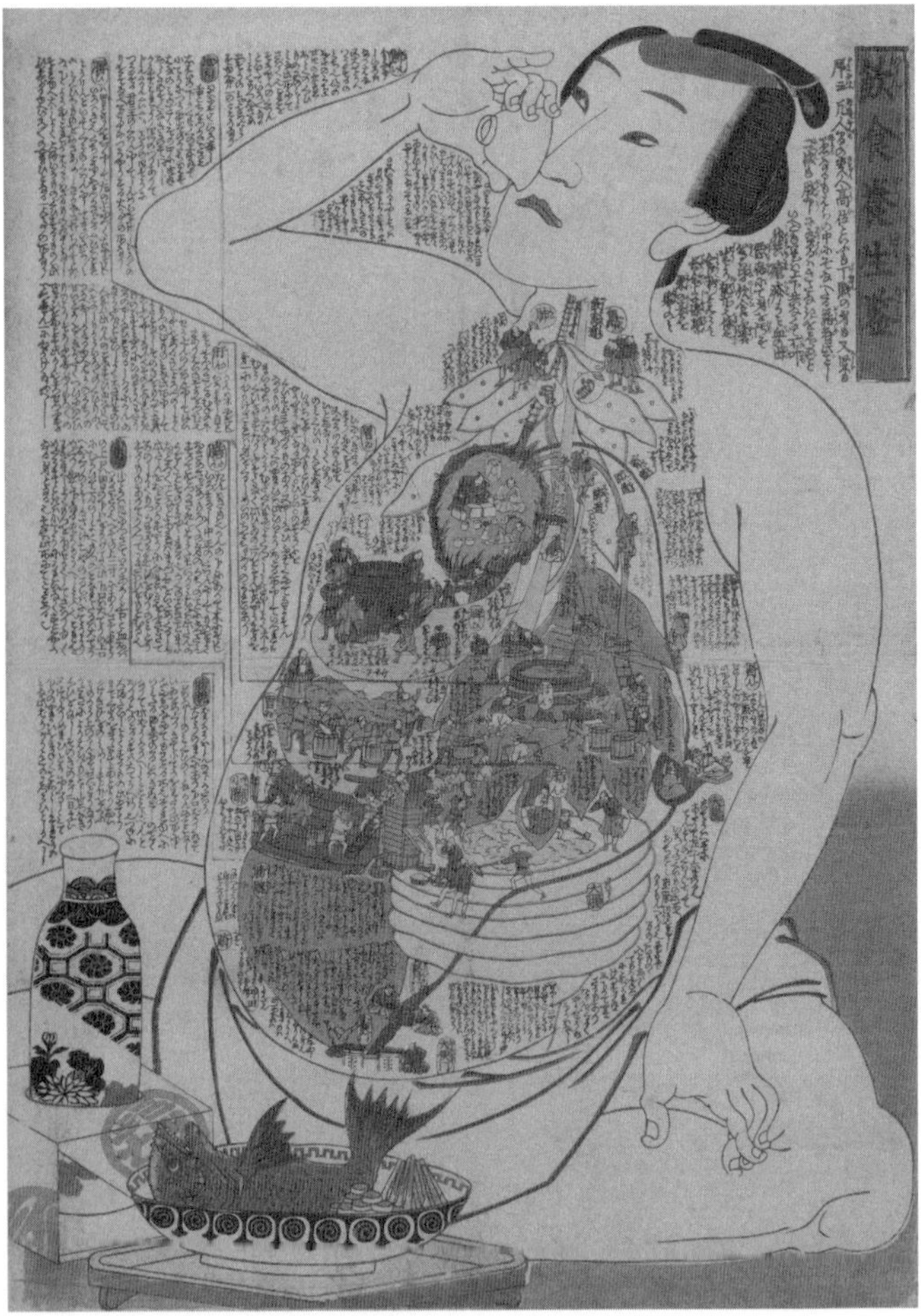

図5　歌川国貞　飲食養生鑑（いんしょくやうぜうかゝみ）

所蔵先：味の素食の文化センター
画像提供：味の素食の文化センター／DNPartcom　（禁複製）

たことになる。

芝全交《しばぜんこう》『十四傾城腹之内《じゅうしけいせいはらのうち》』（寛政五年、一七九三年）は、花魁《おいらん》の腹中の臓腑の働きを、遊女の生活や習慣を通して描いてみせる。物語は、花魁の体内で突如、腎の水が失われたことから始まる。臓腑が次々と体調を崩す。「心」は、自分が腎の水を大量に使ってしまったと考え、それが他の臓腑に知られることを心配するあまり「膽《きも》」が潰れる。水のなくなった「腎」は大病を患い、「癪《しゃく》の虫」や「腹の虫」が騒ぎ出すのだが、花魁が精のつく食物や薬を服用するうちに、各臓腑も回復し、騒ぎは収まってゆく。「心」は「腹の内の親玉」、「肝」は「腹の中の番頭」などと喩えられている。

また、『東海道中膝栗毛』で知られる十返舎一九の手になる『腹内養生主論』もある。これは錦絵ではなく人体内部の物語である。暴飲暴食のあまり体調を崩した作者が、夢の中で、自分の口から腹の中に入ってゆく。すると体内の臓器が大混乱を起こしている。臓器は、「心」が大将、「魂」がその奥方、「膀胱」や「大腸」は町人姿であり、「肝」は奉行姿である（『黄帝内経』でも肝臓は「将軍の官」に喩えられていた）。

話の筋は「口」の悪知恵である。「口」は「心の臓」をそそのかし、二人で体内を乗っ取る画策をする。ところが「膽」が現れ、勝手な振る舞いを叱りつけ、「心」と「口」に謝り証文を書かせる。すると「口」も大人しくなり、食物が巡り、便が通じ、血気も穏やかになる。精気も元気もそれぞれ親のものに帰り、腹のうちは落ち着いたという話である。その時代の人々は、「養生」という名の下に、こうした文芸を楽しんでいたのである。

4 文人文化——老荘思想の変奏曲

「文人」文化との関連も興味深い。益軒の「楽」の思想が中国の文人文化に由来したことは知られている。では、それはひとり益軒の人生観（趣味）か。それとも養生と文人には深いつながりがあるのか。

宋代以降の中国社会において、最も養生法を熱心に行っていたのは文人たちであったという指摘がある（三浦國雄「陸游と養生」同『朱子と気と身体』平凡社、一九九七年）。実例として、蘇東坡《そとうば》（『東坡養生集』全一二巻）、あるいは、南宋の詩人・陸游《りくゆう》が挙げられている。むろんすべての養生論が文人文化を基礎とするわけではないのだが、両者には、老荘思想という共通の基盤があった。

道家（老荘思想、本書2章—2）は哲学的・宗教的真理を求めた。儒家が「忠」を説き、

「経世済民」を重視したのに対して、道家は世俗の働きとは異なる位相を目指した。文人たちはその両者の間で揺れ、葛藤に悩みながら、老荘的理想に惹かれていた。彼らは風雅を求め山紫水明を愛した。出世や儲けといった「俗」を嫌い、しばしば孤高を持し、隠逸に向かった。中国社会で言えば、儒家としての教養を身につけた支配的・指導的な立場の「士人（士大夫）」が多かった。

日本でも、江戸中期以降、そうした文化を受け継ぐ人々が現れ、老荘思想が流行した。荘子読解の定番とされていた注釈書（林希逸《りんきいつ》『荘子鬳斎《けんさい》口義』）が荻生徂徠によって否定されたことをきっかけとして、多数の注釈書が新たに現れた。『田舎荘子』などの通俗的解説書が出版されたのもその頃である（先の『和荘兵衛』もこの系譜に属する）。

そうした時期に、江戸期の文人が登場した。彼らは貧に甘んじ、市中の隠君子を理想とした。画業や詩作にふけり、すべてを風流に投じて書や茶に凝り、俗気を去った反俗精神が際立つこともあった。戯作者（江戸後期の通俗作家）たちは、現実を傍観的に「斜《しゃ》」に構え、一段高い視点から批判しようとする高踏的な傾向をもった。しかし時にそれは無責任となり、自己の中に夢を見る、虚飾や誇示となる危険を孕んでいた（中村幸彦「文人意識の成立」『岩波講座・日本文学史・第九巻近世』一九五九年）。

「談義本」と呼ばれる通俗小説も現れた。「談義僧（仏教の教えを面白おかしく語り聞かせる僧）」の口調を真似、滑稽味と教訓性を併せ持って、江戸の風俗を忠実に描いた（享保の改革に沿った庶民教化運動の一端として始まり、佚斎樗山《いっさいちょざん》『田舎荘子』などを源流とする）。その話の中身が、暴飲暴食を戒め、規則正しい生活を勧め、欲望の自制を説くなど、養生と重なっていた。

養生は、一方では医学と結びつき、他方では庶民の娯楽文芸と結びつき、その広がりの内に、儒学思想・老荘思想・解剖学の知見などが混在していたことになる。

5　新宗教との対比——養生思想の「合理性」

ところで、養生思想と同じ時期に、やはり庶民に受け入れられた思想に『新宗教』がある。幕末期から明治期に成立した宗教運動（黒住教、金光教、天理教、大本教など）は、民衆に大きな影響を与えた。そうした新宗教と対比する時、養生思想の「合理的精神」が際立つことになる。

新宗教の世界観は「生命主義」である。宇宙を一個の生命体と見る。豊穣と繁殖をもたらす「生命力」を信じ、その「根源的生命・大いなるいのち」に還ることを救済とした（対馬路人他「新宗教における生命主義的救済観」『思想』六六五号、一九七九年一一月、島薗進『新宗教を問う』ちくま新書、二〇二〇年）。

人間は「根源的生命・大いなるいのち」の顕れである。したがって本来の人間に「悪（罪・病）」はない。本来の姿から逸脱する時、悪が生じ、病が生じる。悪は生命の否定である。宇宙が調和を乱し根源的生命が発現し難くなった事態が悪である。あるいは、根源的生命との絆が断ち切られてしまうことが悪である。

人は皆、根源的生命によって生かされている。したがって、感謝することが自然である。救いとはそうした本来の姿に還ること、根源的生命との絆を回復し、「神人合一・神人和楽」のうちに、喜びに満ちた生活を送ることである。人は本来、幸福に生きるように創られている。と、ここまでは、益軒の「楽」の思想と同型である。

しかしその先が違う。新宗教は苦難や困難に目を留め、その克服を信仰・信心に求める。苦難を、人が信仰・信心に立ち返る貴重な機会と理解した。

それに対して、益軒は「信仰・信心」には頼らない。そして「苦」や「難」を語らない（まして「業」や「祟り」は語らない）。益軒は宗教的世界観に対して批判的であった。例えば、『日本歳時記』は、盆の風習について、死者の魂が来るというが、仏教の説に惑わされており残念である（いと口おしき事にぞ侍る）」という（『益軒全集』巻一、国書刊行会、一九七三年、五一二頁）。

その代わり、益軒は「天地の道理」としての「気の循環」を強調する。身体の気と宇宙の気を連続させ、個人が宇宙エネルギーと一体になる。そうした「気」のはたらきを、新宗教における「根源的生命・大いなるいのち」のはたらきと重ねて理解してみれば、どちらも、人間をその一環として理解し、大いなるはたらきに還ることを理想としている。

つまり益軒は、信仰・信心に頼らず合理的精神を重視したのだが、その合理性は、近代の合理性とは異なっていた。本書はそれをコスモロジーの違いと見る。益軒の合理性は近代の合理性とは異なるコスモロジーの上にある。「気の循環」というコスモロジーの上に成り立つ合理性。それは信仰や信心とは異なるが、しかし近代の合理性とも異なっていた。

＊なお、益軒には「化学的変化」の発想がなかった。人工的に化学変化を牛じさせ、有益なものを作り出すという発想は持たなかった。葛洪の神仙思想が化学変化を強調したのと対照的である（本書3章―2）。日本の養生思想は、益軒以降（あるいは、『医心方』を含めた早い時期から）、神仙思想とのつながりを持たなかった。

養生思想も新宗教も現世中心である。来世を望むのではなく、現世における幸せを求める。しかし新宗教はそれを「利益《りやく》（「おかげ」「功徳」）」と呼ぶ。そして「感謝」を説く。それに対して、養生思想は「おかげ」や「功徳」とは語らない。それは与えられるのではない。自ら実践する養生によって、病から立ち直り元気になってゆく。その時、「感謝」の念を強調することもないが、逆に「祟《たた》り」や「穢《けが》れ」を畏れることもない。

言い換えれば、養生思想は「病」を（宗教的・倫理的に）意味づけない。病は怠慢から・無知から・不養生から来る。そこで合理的に対応する。人間の努力によって対応可能な因果関係である。裏から言えば、養生思想は、個人（自分自身）の努力によって変えることのできない問題については触れなかったということである。

養生思想は、人生の不条理に対する苦悩には向かわない。歴史の荒波に翻弄される悲劇にも向かわない。凡庸たる日常が続く日々をどう過ごすか。悩める青年は『養生訓』では物足りなかったことになる。

＊本書は養生を異なる時代ごとに見ている。しかし当然、同じ時代にも異なるタイプの青年がいる。宗教（信仰）に向かう者、出世に邁進する者、社会的な正義に情熱を傾ける者。で

はその一つとして「養生に向かう者」を想定することができるか。そう思ってみれば、養生は、青年には似合わない。それは人生前半の関心事ではなく、あるいは、身心のバランスを崩すなど何らか困難に直面する中で初めて話題となることかもしれない。養生を思想史的な流れに即して検討する経糸《たていと》に対して、養生・修行・稽古・修養など「自己形成の諸実践 self-cultivation」の緯糸《よこいと》も大切にしたいと思っているのである。

＊コラム⑤ 平野重誠『病家須知』

『病家須知』（ビョウカ スチ、あるいは、ビョウケ スチ）は、江戸後期の家庭医学百科。武家出身の町医者・平野重誠《じゅうせい》（元良、一七九〇～一八六七）が庶民向けに医学・衛生・保健の知識を分かりやすく解き明かした大作である。前編は天保三年（一八三二年）、後編は天保五年（一八三五年）刊。書名『病家須知』は「病家（病人のいる家）」は「須知（すべからく知るべし）」を意味し、家庭看護の必携である。

その趣旨は、第一巻冒頭（表紙の見返し）にこう記されている。

「はじめに養生の大切なことを説き、すべての病気を、薬を使わず、ただ日常の心掛けで治す方法を示し、次に看病の心得、食事のよしあし、すべて素人の心得になることを述べ、子どもの育て方、疱瘡の注意点、婦人病、懐妊の手当てを記し、後篇では、梅毒・肥前瘡・傷寒・痢病・脚気など、そのほか、すべての急病を、医師がいなくても救う方法を述べ、外傷や打身の手当てを記し、最後には、どのような難産でも、素人の手で容易に産ませる秘術に至るまで、余すところなく述べている」（『病家須知』看護史研究会翻刻・訳注、農山漁村文化協会、二〇〇六年、上・六頁）。

一巻が養生の心得、および病人看護の心得、二巻が食生活の指針、三巻が小児養育の心得、四巻が妊産婦のケアと助産法、五巻が伝染病の対策、六巻が急病と怪我の応急処置、七巻・八巻は特に産婆を読者とした専門的な産医学である。

養生は第一巻で語られる。病気というものは自らの不摂生や不注意が招く「わざわい（原語は「孽」、ひこばえの意味を持つ）」である。そこで、まだ病状の現れていない者（「未病《イマダヤマヌ》もの」）には病気を避ける道を示し、既に病気の者（「既病《スデニヤム》もの」）には適切な処置を示す（上・一五頁）。

養生の心得は「勤勉と倹約（「力《ツトメ》と倹《ツマシキ》」）」である。そのために「天命を畏れる」（益軒『養生訓』も「畏れ」を重視する）。万事において「畏れ慎む心」があれば過ちを犯さずにすむ。例えば、「色欲を肆（ほしひまま）にすれば精気がなくなることを畏れよ」という。欲を「ほしいまま」にすることへの警戒は益軒『養生訓』と同じであるが、益軒が「恣」と書いたのに対して、『病家須知』は「肆」と書く。欲を「肆（ほしひまま）」にすることへの警戒（「畏れ慎み」）。しかしそれは、「人には天から授かる定められた幸せというものがある（「身には稟得《ウケエ》て定《サダマレ》る天禄《テンロク》というものあり」）という認識を前提としている。この点も益軒の「楽」と同型である。天から与えられた「幸せ・恵み（天禄）」を大切にするために、欲を「肆（ほしひまま）」にすることなく、天命を畏れる。その心構えが養生の第一である（上・二五頁）。

みだりに薬を用いることへの警戒も強調される。薬には必ず副作用がある。病が生じる前に治すのが「上医」、治療の際に適切に薬を処方するのが「中医」、むやみに薬を使うのが「下医」。およそ人の病は天命によるものであるから、理に反した治療を行うよりも、「そのまま自然に従うのがよい（廃置《ステオキ》て自然に従ふべき）」。

ここに、現代語では「自然治癒力」と訳された発想が登場する。熱を出し腫瘍で膿を持つのも、身体（「一身の元気」）がその病毒を追い払い、体外へ排除しようとする「作用」である。「自然作用力《テンネンノハタラキ》の為すところなれば」、医者はただその足りない力を助けるための、薬や鍼灸を使うのである。もし身体の力（「作用力《ゲンキ》」）が病毒を排除するのに十分であるならば、灸や薬の必要はない、病は自然に癒える（上・五三頁、本書コラム①）。

『病家須知』は導引のような身体運動については語らないのだが、その代わり、呼吸を整えることを強調し（「息を調和《トトノフ》べし」）、今日の理解で言えば「臍下丹田」に気力を集中させよという。「腰を以て小腹《シタハラ》を前へ推すやうにすれば、臍下《ホゾノシタ》に力入れ下腹《シタハラ》に気充実《キハリミチ》、息も臍下に至《トドキ》て」、胸・あばら・みぞおちの力は抜け、全身の力が臍下丹田・腰辺りにあるように意識する（上・三〇頁）。

あるいは、簡単なからだのマッサージを勧める。夜、布団に入ったら、和歌を口ずさみ、胸・腹・腰・四肢を撫で、息を臍下丹田に送る。そのための絵図も四枚載せている（歌は「盧原《いほはら》の　清見の崎の　三保の浦の　ゆたけき見つつ　物思いもなし」万葉集）。

さて、こうした養生の視点と並んで、『病家須知』の大きな特徴は、看護の視点である。病人自身の養生ではなく、医者の治療でもない。病者に寄り添って看護する者の心得。その多くは家庭の中で女性たちが担当してきた看護・看病・介護についての実践的解説である。

例えば、未病の段階で兆候を見抜いて予防すること。病気が発生したらその原因を考え、腕の良い医者を択ぶこと。病気が進み、病人の気力・食欲がなくなったら食事の量は少なめにし、薬も胃腸に負担を掛けることを心に留めること。病人が落ち込んでいたら、その気持ちに寄り添う話をして、病人の心が沈まぬように心がけるとよいこと。

食事の量と二便の通じには常に心を止める。とりわけ二便は、その回数だけでなく、色やにおいにも心を止める。しかし伝染する病の場合は、「口鼻に息と二便、身体の臭気を、嗅《カ》ぎこまぬやうにすべし」（上・七五頁）。

伝染する病については毒の排除に努める。患者の身体に滞留している邪毒や邪気を排除し、元気を取り戻させる。寝具・衣類・身体を清潔にすることも「気」のめぐりを良くすることにつながる。しかし寝ている時は病気がうつりやすいので、病人の近くで寝るのはよくない。

ところが、不思議な例外がある。「孝行や忠節を尽くし慈愛に満ちた者は、その体内から身体の四方を守る衛気が出て、患者の身体から出るどのような悪気に近づいても、排除して決して身体がそれに汚染されることはない」（強調は引用者）。この「衛気」について、前掲・看護史研究会版は、「現代医学でいう免疫機能・自律機能・内分泌機能などを指す」と注解する。愛情深く看病する者は、免疫機能などが高まることによって、病気がうつらないというのである。

このように看護・看病への視点を強調する『病家須知』であるが、その仕事を専門職として独立させるという発想は見られない。あくまで、家族が正確な知識と心得を持つことに期待している。

なお、臨終の看護を説く箇所では、「看病用心抄」（往生要集の系列、一三世紀）を引用している点も興味深い（『看病用心抄』は成立年次未詳。善導『臨終正念訣』を基礎とし、仏教諸思想を織り交ぜ、病人に対する看病の仕方を詳細に記したもの）。

＊コラム⑥　養生を理想化しない

江戸期の養生論を日本の「〈教育〉」のひとつの鉱脈と見た中内敏夫は、近代の「修身・読書」とは異なる系譜として、養生に期待していた（そのまま引用する）。「養心や養身の方法を説くという意味においては、養生論は、同時代〔近世後期〕の人づくり論なのだが、読書・修身論の多くが「治国平天下」を目標にする人間形成論であるのに対して、養生論はあくまで個々人が家・共同体・国・天下に生きてなおかつ「身をたもつ」ていくことを目的にして開発されてきたものだという意味においてもうひとつ別種の人間形成思想で、むしろこちらの方が固有の意味での〈教育〉の方法意識の系譜を近世社会に形作っていたものだとみなければならないであろう。（中略）養生論は、従来、医学史あるいはせいぜい体育（保健科）史でしかとりあげられてこなかった。しかし、これは、「読書」や「修身」の方を無条件に日本における教育のかたちとみる旧来の史家の論法に引きずられたものといわなければならない」（中内敏夫「近世日本の人間形成論と民衆心性」『中内敏夫著作集』Ⅳ、藤原書店、一九九八年、九六頁、初出一九七一年）。

教育を問い直す視点として貴重な証言である。心から賛意を表したい。しかしそうであればよけいに、近代社会がそうした養生論を巧みに利用し、養生論の側はそれに抵抗する論理を持たなかった点も確認したい。むろんそれ故に、ますます二つの系譜を明確に区別し、埋もれた養生論に光を当てる作業は大切なのだが、そうした試みの中で、養生論が理想化されてしまうことを危惧する。

唐木順三の議論を思い起こすためである。唐木は「大正の教養」に対して「明治の修養」を理想化した。教養（教養主義）から見る時、明治の修養には「型」があり「行」があり、逆に「行のない修養が教養というものであった」。つまり理想化された明治の修養を立脚点として、その視点から教養主義を批判した。しかし修養の歴史に即してみれば、実際の明治期の修養論は（江戸儒者たちの議論を受け継ぐことなく）「明治国家のイデオロギー」として都合よく利用された哀れな姿であった（前掲拙著『修養の思想』）。

その轍を踏みたくない。「江戸期の養生論」を理想化したくない。「明治の修養論」から見て「江戸期」を理想化するのではなく、むしろ遡って、古代中国に立ち戻り、そこから、その大きな流れの中で「養生」を受け止めてみたいと思ったのである。

大正の教養、明治の修養、江戸の養生。キャッチコピーとしては魅力的であるとしても、それを時代の違いとしてではなく、あらためて、「教養」「修養」「養生」の関連として（日本の self-cultivation として）明確にする仕事が残されている。

第6章　近代国家の中の養生——養生はナショナリズムに馴染まない

明治政府は西洋文明を取り入れた。養生は、排除されたわけではないのだが、次第に影をひそめてゆく。ごく自然に「敗者」の側に身を置いていた。

では、養生に代わって、何が登場したのか。まず、西洋医学をみる。養生はいつしか「漢方医学」に属する言葉となっていた。江戸期には特に漢方に限定された用語ではなく、蘭方の養生が語られ（高野長英『蘭説養生録』）、西洋医学の病院も「養生所」と命名されていた（「長崎養生所」後述）。ところが明治に入ると、西洋医学の覇権のもとに「養生」はいつしか漢方医学と運命を共にすることになった。

「衛生」という新しい言葉も登場した。背景には、幕末維新期のコレラ大流行という感染症の脅威があった。養生では間に合わない。国家権力（警察権力）のもとに公衆衛生を確保する。個人のための衛生ではなく、国家のための衛生。そうした「国家衛生思想」の中で、養生は（非常時にはそれでは間に合わない）ごく限られた一分野となった。

第三に学校教育を見る。実は日本の近代学校において最初に計画されたカリキュラムには「養生科」が用意されていた。しかし翌年の改訂では消えてしまうから、文字通り、一年限りの「幻のカリキュラム」である。「修身科」がその数年後には学校教育の筆頭科目に躍り出たのとは対照的に、養生は近代学校の科目とはならなかった。そして「修身科」の中で養生が語られ、貝原益軒が登場した。しかしそこで語られたのは、お国のために「忠」を尽くすという、益軒『養生訓』の一側面であった。

しかし養生が消えたわけではなかった。養生は様々な領域の土台に生きていた。抵抗を見せた形跡はない。都合よく分割され利用されたが、見方を変えれば、江戸後期に肥大化した「養生」概念がそぎ落とされ、一度スリムに整理される機会であったとも考えられる。現代のホリスティック医学が「養生」を語る場合は、こうした変遷を経た後のスリムな理解、多くは、益軒『養生訓』に立ち返った「養生」理解である。

1　日本の中の西洋医学

日本の医学史の中で「養生」はどう語られてきたか。話は一度江戸期にさかのぼる。江戸時代の医者の身分は不安定であった（本書5章―2）。医学を「小技」と蔑視する通念が続き、医者の力量にもばらつきがあった。そこで幕府は官医の養成を急ぎ、神田佐久間町に医学校を設立した。「医学館」である（寛政四年、一七九一年）。

創設にはいくつかの背景があった。まず、「儒者」に対する「医者」の独立を確立し、その身分に権威を与える必要があった。昌平坂学問所（儒者養成）に並ぶ、医者養成のための幕府機関が必要とされたことになる。第二に、開設当初、幕府の官医たちは京都の古方派に対する反発を強めていた。とりわけ、万病一毒説など過激な議論で知られた吉益東洞に対する反発が強かったという。京都に対する江戸の医学の権威を示す必要があった。第三に、蘭方（西洋医学）に対する巻き返しも期待された。中心となったのは漢方医学の「考証派」である。考証派は医学古典の復元に努め、詳細な注釈を作成した（その文献学的業績は今日でも高く評価されている）。しかし、医療現場における即戦力ではなかったから、現場では歓迎されなかった。現場の臨床医たちは、やはり古方派の知見を必要とした。

蘭方医学は、こうした医学館に対抗し、神田に種痘所を構えた（安政五年、一八五八年）。幕府はこれを直轄として「医学所」と改称し（万延元年、一八六〇年）、漢方の医学館と蘭方の医学所という、共に幕府公認である二つの流れが競い合う構図が出来上がった。むろん明治に入ると西洋一辺倒となり、医学館は明治新政府に接収され廃絶、考証派の仕事は（ある時期）「陳腐な古典学」として見向きもされなくなってしまうことになる。

二つの「養生所」

江戸期の医学史で興味深いのは「養生所」という言葉である。まず、将軍吉宗の時代「小石川養生所」が作られた（享保七年、一七二二年）。江戸に設置された無料の医療施設で、幕末までおよそ百四十年間、貧民救済施設として機能した。日本医史学上初めて病院の体制を備えた施設という（山本周五郎の小説「赤ひげ診療譚」のモデルは、この養生所の肝煎《きもいり》（代表）・小川笙船《しょうせん》である）。

もうひとつは「長崎養生所」（文久元年、一八六一年）。この養生所には、病院と並んで、医学生の教育を行う「医学所」が併設されていた。病床はすべて洋式ベッドで、洋食が出た。貧しい者には無料で診察し、患者の扱いに貧富・階級の区別はなかったという。中心となったのは、オランダ人医師ポンペ（長崎海軍伝習所の医学教師として招聘されていた、ヨハネス・ポンペ・ファン・メーデルフォールト）。日本で最初の医学講義を行い、松本良順、司馬凌海、山口舜海、長与専斎など明治初期の西洋医学者を育成した。

実は、この「養生所」の前身は「医学伝習所」と呼ばれていた。ということは、日本で最初の西洋式附属病院を備えた近代医学教育を実施する医療機関が、わざわざ「医学」から「養生」へと名称を変更したことになる（後に「精得館」と改名し、明治期に「長崎府医学校病院」となる。長崎大学医学部の前身である）。

おそらく数年前のコレラの大流行（安政五年、一八五八年）の後、「医術」に対する不信が広がり、病院の設立には地域の反対が強かったため、「医学・病院」などの名称を避けたと思われる。つまり、「病院」より「養生」の方が人々を安心させたことになる。そしてこの場合の「養生」は、現代の「看護」より広く、住居・衣服・夜具・飲食・入浴など、入院患者の生活全体に気を配ることが期待されていた。

＊「養生」が「看病」の意味で使われた事例としては、野戦病院における負傷兵の治療所を「養生局」と呼んだ記録がある。戊辰戦争「安塚の戦い」において銃創看病人として雇われ

た婦人九人が「女性看病人の初め」であるという看護の歴史に登場する。

さて、明治政府は、近代化を急いだ。医学においては医学館を解体し、大学東校（東京帝国大学医学部の前身）を設置し、「医制」の発布（明治七年、一八七四年）により、近代医学（西洋医学）を学ぶことが決定した。医学教育はドイツ医学に範を求め、プロシア軍医学校式カリキュラムによって、東京大学医学部を頂点とした医学教育体制を目指すことになったのである。

漢方医学

現職の漢方医には一代限りの営業が認められた。しかし後継者は認められず、当然、漢方医からの反発は大きかった。そこで治療成績を比較することになり、脚気治療を競うため神田一ツ橋に「脚気病院」が開設された。結果は、漢方側の勝利となった（「漢洋の脚気相撲」）。ところが漢方側が、家伝の処方薬を公開しなかったことなどが災いし、医療の普及には適さないとされた。また漢方医は解剖学に疎く、伝染病への対応においても弱いとされ、軍医の中に漢方医がいない点も近代国家の医療として不向きとされた。

その後、いくつかの改革を経て「医師免許規則」が布告され（一八八三年、明治一六年）、漢方医は、たとえ漢方医として治療するにしても、西洋医学を学ばねばならなくなった。西洋医学を修めた後でなければ、漢方を施術することができなくなったのである。

長与専斎（明治政府・衛生局・初代局長、後述）の回想によると、明治の医療制度が確立されるまで、わが国の医師のほとんどは漢方医であった。漢方医は西洋を忌み嫌い、自らの流派や家伝を頑固に守り、父から息子へと世襲され、まるで宗教信徒のようであったという（長与は長崎の漢方医の家系に生まれ、緒方洪庵の適塾に入門し、大村藩の侍医を勤めた後、先のポンペのもとで西洋医学を修め、岩倉使節団の一員として欧米に渡り、ドイツやオランダの医学および衛生行政を視察している）。

＊漱石『吾輩は猫である』には、漢方医学の大御所・浅田宗伯が登場する。徳川家の典医であった浅田は、「脈」についての解説書『脈法私言』を著した名医であったが、小説の中では「旧弊」に囚われた頑固者とされ、それは、当時の知識人が抱いていた漢方医イメージを代表するという。実際その時代には、漢方医学の内部に対立が生じ、経済的困窮に陥るなど、弱体化していた（室月理恵『近代日本における衛生の展開と受容』東信堂、二〇一〇年）。

「養生」はそうした漢方医学と結びついて理解されていた。時代はもはや「養生所」ではなく「病院」を望み、「養生」ではなく「衛生」に期待した。こうして医学の領域から養生の居場所が消えてゆき、養生は「時代遅れ」の漢方医学の一部にひっそりと身を置くことになった。あるいは、養生は、江戸後期に庶民向けの処世術として持て囃された分、時代の変化とともに、一挙にその価値を失ったことになる。

＊その後の漢方医学も簡単に見ておく。一九一〇年（明治四三年）、西洋医学を学んだ青年医師・和田啓十郎が『医界の鉄椎』を著し、医学理論については西洋医学が優れているが実際の臨床に関しては東洋医学に優れた一面があるとして、東西医学を統合した（『和漢診療学』）。また、日本の治療学を確立した医師・板倉武は留学生として渡欧し、パリ大学の治療学のテキストに『傷寒論』が利用されているのを見て、視野を漢方に広げ、『傷寒論』に展開された「方」と「証」の理論に注目し、大塚敬節、岡部素道らとともに、漢方や鍼灸を含めた新しい治療医学を目指した。しかし、その後は、戦後の漢方復興の動きが始まるまで、漢方医学は公の舞台から姿を消すことになった。

2　衛生と養生は何が違うか

さて、明治国家において、健康は国民の義務となった。国民は「清潔」で「正常」でなければならない。「病」は個人にとっての不幸ではなく、社会的な「害」である。害であれば隔離され排除されねばならない。しかも権力によって排除される。身体が「公衆衛生行政」の中に組み込まれてゆく。健康であることは、個人の喜びではなく、国民としての義務となる。個人のための健康ではない、お国のための健康。健康は国家が管理する問題となった。

コレラ流行

こうした時代の変化の中で、伝統的な養生思想は近代的な健康思想へと転換した。しかし、その転換には、コレラという感染症が大きく影響していた。もしその時期（幕末から維新期）にコレラの感染爆発がなかったら、これほど短期間に「衛生」が社会全体を制覇したとは思えない。一挙に「養生」の文字は消え、「衛生」や「健康」の文字が躍った。

コレラは、既に文政五年（一八二二年）、安政五年（一八五八年）にも見られたが、本格的には明治一〇年から数年おきに流行した。感染力は強く、かつて経験したことのない劇症型であり、「見急」「横病」「鉄砲」「三日コロリ」などと呼ばれた。致死率の高さが脅威であり、「即時に病みて即時に終れり」と、医者も庶民も為す術もなく、恐怖に慄いた。江戸では大量死に埋葬が追いつかず、火葬されないまま焼き場には棺桶や酒樽に詰められた遺骸が幾重にも積み上げられた。屍体は腐敗し市中に臭気が立ち込め、やむを得ず、寺社奉行は焼き場以外でも土葬を許可するに至った。

当時のコレラ対策は消毒と隔離に限られていた。周囲への感染拡大を阻止することが最優先とされ、患者が出るとその区画一帯を遮断し、患者の家には標識が立てられ、消毒のため「石炭酸」が大量に撒かれた。そして流行のたびに「避病院」が応急的な仮小屋として（村はずれに）建てられた。

消毒を担当したのは主に警官であった。警察権力は強制的に患者の家に踏み込み、消毒し焼却し、患者を避病院へと連れ去った。人々はコレラ以上に暮らしの中へ暴力的に踏み込んでくる警察権力を恐れ憎んだ。

コレラを封じ込めるという大義のもとに、国家や警察が、衛生を管理する（人々の暮らしに介入する）。そして「健康」が義務と結びつく。健康は個人のためではなく社会のためとなる。国のために健康でなければならない。その代わり、国が率先して、国民の健康を守るという通念が広がっていった。

＊兵役制度との関連も指摘されている。明治政府は欧米列強に倣い徴兵制度を導入したのだが、一般庶民から募った（武士ではない）若者の体力と健康状態の弱さに驚いた。強い兵士の養成こそ近代国家建設に不可欠である。そう認識した政府は、「国益に直結する健康観」を基礎に、不健康は国家に対する悪であると説いた。

かつて人々は、養生において、自らの身心を自らの工夫によって守ろうとした。それに対して「健康」は、自分で守るのではない、国によって護られる。国によって護られるのであれば、国のために健康でなければならない。その点で明治の健康管理と養生思想は決定的に異なっていた。国のために養生するという発想は、養生には馴染まなかった。

＊例外的に「国家のために養生する」と語ったのは、『養生哲学』を著わし「養生会」を設立した伊東重《しげる》（一八五七〜一九二六）である。養生と進化論を組み合わせ、「生存競争、優勝劣敗」の原理に基づき、養生を、身を修め・家を富ませ・国を強くする実践と説いた。「養生は生存競争優勝劣敗の原理に基づき競争力に余裕を生ずるの道にして、その目的は競争場裡に立ちて劣敗の禍を免れ、優勝の勢を制し得ることを期するにあり」。こうした社会進化論を基礎に「競争」を軸にした養生論は稀である。なお、伊東は内務省の関係から、後藤新

平と既知の仲であったという。

「健康」をめぐるこうした転換は人々に大きな影響を与えた。大きく見れば、それ以来、人々は、自らの健康を自らの工夫で守ろうとする関心を麻痺させてしまった。健康は国が管理し、医者が管理する。人々は管理されることに馴れてしまったのである。

長与専斎——養生と衛生の交錯

さて、以上の理解は、養生を「自己への配慮」と理解し、衛生を「社会への配慮」と理解することによって、両者を峻別した。衛生の目的は、個人の健康ではない、社会全体の健康水準を向上させることである。そして国家の行政機能となるという理解である。

ところが、実際には、その移行期において、両者はそれほど明確に区別されていなかった。衛生論と養生論は共存していた。あるいは、そもそも江戸後期の養生論の中に「衛生」が含まれていた。そして、明治初期に語られた養生論も「衛生論」と重なり、肉食や西洋式生活を勧め、伝染病の予防を説くとともに、その養生論からは修養の色合いが消えていた。

他方、衛生を説いた者も、その心の底に、養生思想を持っていた。「衛生」という言葉を最初に用いたのは先に見た長与専斎である。岩倉遣欧使節に随行し医療制度を調査した長与は、西欧社会の中に（それまでの日本の社会にはなかった）不思議な行政組織を発見した。「国民一般の健康保護を担当する特殊な行政組織」である。「Hygiene《ヒュギエーネ》（英語のハイジーン）」と呼ばれたその組織を、長与は、『荘子』から言葉を採って、「衛生」と呼んだ。『荘子（庚桑楚篇）』を典拠にした点からして「養生」とのつながりが予感されるが、長与の語りは養生思想の長い伝統と響き合っていた。まず、衛生は医学だけでは成り立たない。社会の多様な勢力との協力によってはじめて成り立つ。「流行病伝染病の予防は勿論、貧民の救済、土地の清潔、上下水の引用排除、市街家屋の建築方式より薬品染料飲食物の用捨取締に至るまで」、およそ、人間生活に関わる領域はすべて網羅する。水野澤斎でいえば「家養生」であり（本書5章—2）、嵆康の語る「家宅の吉凶」の視点である（本書3章—1）。

長与の発見は、それがひとつのまとまった行政組織として機能しているという点であった。その点は確かに「養生」には欠けていた。しかし長与は単に行政組織を考えたわけでもなかった。衛生は個人の習慣である。そして真の衛生とは「およそ肉体に耐えうるほどの艱難《かんなん》を忍ぶべき習慣を積養する」。つまり長与は、艱難を忍ぶ習慣（試練を乗り越える鍛錬）を「衛生」の土台とした。この意味合いは現代語としての「衛生」には見られない。長与の「衛生」は、養生を積み重ねる（「積養する」）ことと深くつながっていたのである。

後藤新平『国家衛生原理』——衛生による近代国家形成

さて、明治二十年代、状況が変化する。衛生は単にひとつの行政機能ではなく、国家経営の中心と理解されるようになった。思想史で言えば、社会進化論の影響を受けた近代国家形成の思想である。社会全体の健康水準を向上させ、国力を挙げる衛生は、国家経営の中枢に置かれたのである。

後藤新平（一八五七～一九二九）の経歴は多彩であり、興味は尽きないが、今は若き後藤の著作『国家衛生原理』に注目する（明治二二年、一八八九年、三十三歳）。ドイツに留学する前年の警察練習所における講義録『衛生警察原理』を元に整理した、若き後藤の理想論である。

後藤は国家を「衛生団体」と見た。国家は人々の暮らしを守り、「生理的円満」を実現させる。理想の国家は人々の健康と幸せを保証する生命有機体である。後藤は生物学の原理を基礎に据え、「有機体的分業」によって国家経済を構想した。完全な国家は生命進化の過程で生じた最高の生命有機体であると考えた（本書コラム⑦）。

むろん衛生のためには費用が要る。しかし衛生はそのまま国益につながる。伝染病が蔓延すれば、個人が苦しむだけでなく、国家の力が弱まる。衛生事業への投資は、結局、公益をもたらす。同様に、生活困窮者（「下等民」）の衛生を確保することも国益につながる。治安対策として効果的であるのみならず、富国強兵の基盤ともなる。「パブリック」な得策である。

後藤は身体を比喩として国家を説く。身体の最小単位は細胞であり「細胞」が身体を支えるように、国家を支える最小単位は個人であり「個人」が国家を支える。そして人が自分の細胞を傷つけたりしないように、国家も個人を傷つけたりしない。国家が個人を一方向的に支配するのではない。個人と国家は有機的に支え合い調和的に補完し合う。後藤はそう理解した（個人と国家の関係はそうあらねばならぬと説いた）。

国家が個人を抑圧するのではない。個人の生理的動機を実現することが、国家の生理的動機を実現することになる。個人の生を駆り立てる「動機」が弱まってしまえば、国家も力を失う。個人の生は、個人の私的な財産ではなく、国家の財産である。

言い換えれば、制度を整え強制的に命令するだけでは足りない。いかに制度が整っても、人々が衛生への動機を持たなければ、事態は好転しない。そこで後藤は社会啓蒙を重視し、社会教育の必要を強調した。

＊「個人（私的な生）」と「国家（公的な生）」が重なり合う領域をドイツ語は「ポリツァイ」と呼んだ。国家は、国家として繁栄するために、個々の個人の生を積極的に援助する。個人を押さえつけて国家が繁栄するのではない。個人の生を配慮し個人の「生理的動機」を実現することによってこそ、国家も成長する。後藤は、ドイツ留学中、ビスマルクの思想に触れ、こうした「ポリツァイ」の思想に確信を得た。「生物学の原則」と「帝国」が「ポリツァイ」の思想によって結びついたことになる（白水浩信「日本における近代ポリス論の受容」『ポリスとしての教育――教育的統治のアルケオロジー』東京大学出版会、二〇〇四年）。

こうして若き後藤の理想論は、国家を「衛生団体」と見た。国家は人々の健康と幸せを保証し、その営みのすべてを「衛生」と呼ぶ。興味深いのは、後藤がその一部に「養生」を位置付けている点である。広大な「衛生」領域を系統的に示した図（本書コラム⑦）を見ると、その片隅に「養生」が「平時衛生の直接衛生私法」と割り当てられている。伝染病など危険がない平時において、個人が、直接的に健康に関わる営みという理解である。

確かにその領域が「養生」の主要な舞台であったことは間違いない。しかし江戸後期の養生論を思い起こしてみれば、直接的ではないが、間接的に健康に関わる領域（後藤の用語では「間接衛生法」）も「養生」に含まれていた。それどころか、健康に関連して個人が身につけるべき事柄（道徳・学術・農工業の知識、後藤の用語では「間接衛生私法」）は、古代中国以来、養生思想が繰り返し語ってきたことである。ところが養生思想はそれを組織の問題としては語らなかった。まして、権力が養生を強制的に命じるという発想は、養生思想にはなかった。権力組織（行政・制度・国家）が養生を支えるという視点は、養生思想には馴染まなかったのである。

養生思想は、身体の気と宇宙の気の循環を説いた。国家との関係ではない。個人と宇宙の関係を大切にした。そこで組織や制度には馴染まない。益軒も養生を社会の組織や制度の問題として語ることはなかった。気を養う思想は「生理学（小宇宙）」と「コスモロジー（大宇宙）」の関連の中で語られ、制度として取り締まるという発想には馴染まなかったのである（組織や制度と関連を持つ場合は、養生は「修養」思想と結びついた）。

＊なお、後年、衛生局長時代の後藤は、漢方医との対決に直面する。西洋医学の必要を説く

後藤は、漢方医の復権を阻止すべく奔走し、和漢医の敗北を決定づけた行政官となった。

3　学校教育の中の養生

さて、近代社会と養生の関連を見る第三の舞台は、学校である。「学校」という社会システムは近代社会の特徴のひとつである。すべての子どもが、同じ内容を・同じ速度で・同じ目的に向かって学び、評価され・選別される。近代になって初めて登場した教育システムである。

どうやら養生はそうした教育システムとは相性が悪い。人の成長に関わる点では重なる部分もあるのだが、その根柢において発想が違う。近代学校が養生の地平に触れる時、常に混乱が生じた。

小学校教科「養生科」

ところが、明治の初め、小学校のカリキュラムの中に「養生科」という科目があった。尋常下等小学（六〜九歳）の教科目のひとつ「養生口授」（「小学教則」明治五年、一八七二年）。「養生法健全学などを用いて」教師が衛生について話をする。習字・会話・修身・算術・体術などの教科と同列に並んでいた。しかし翌年の「師範学校教則」では、あっけなく削除されてしまう。いわば、計画倒れの科目である。

計画では、教師が二冊の参考書に基づいて子どもたちに話を聞かせることになっていた。一冊は、松本良順『養生法』。西洋医学から我が国の風土に適した養生法を選んでいる（益軒『養生訓』について、養生の大要を伝えるが「人身窮理の説」に触れることがないと批判している）。もう一冊の杉田玄瑞『健全学』は、翻訳書であり西洋の生理学を伝える。

当初から、日常生活に即した話は期待されていなかった。益軒『養生訓』に見られたような、季節ごとの風習・昔からの知恵を伝えるのではなく、西洋式の（進んだ・正しい）「衛生観」を子どもたちに植え付ける計画であった。

『文部省雑誌』（明治六年三月）は、東京開成学校（東京大学の前身のひとつ）における養生法の実践報告を掲載している。それによると、「生徒の飲食、食事後の勉強・運動、勉強時の姿勢、目の保護のための光線注意、身体の清潔、運動、衣類と健康など」が指導された。おそらく教師たちも、近代社会に要請される身体を予感しつつ、生活実感に伴わぬ「正しい知識」に戸惑いながら、授業を模索した。

しかし、試みは一年で終わった。「養生科」は国家設立を急ぐ近代学校には馴染まなかったことになる。ところが、学校教育から「養生」が消えたわけではない。「養生」という言葉は「修身科」の中に組み込まれ、繰り返し姿を見せるのである。

＊養生科は今日の「保健科」の源流とも「家庭科」の源流ともされる。後の「教育令」「小学校令」には、保健に関する独自の教科は見当たらない。健康のために必要な知識・習慣・態度の養成は、「理科」、「修身」、「体操」に分散して教授された。家庭科（家事科）の起源とする理解もあるが、家事科の起源はむしろ教科「西洋衣食住」とする説もある。

修身科

「養生」と「修身」の関係は複雑である。まず、修身科の初めから登場していたわけではなかった。「養生科」と同じく「小学教則」（明治五年）によって開始された「修身科」は、当初はごく控え目に、尋常下等小学・低学年の「修身口授」として実施されていた。教科書の多くは欧米書の翻訳であり、子どもが理解できる内容ではなかった。

ところが、欧米化への傾斜に危機感を抱いた儒学者たちは、儒教的道徳観に基づく教育の確立を求め、修身科を教科の筆頭とした（「改正教育令」明治一三年、一八八〇年）。翻訳書を教科書とすることは禁止され、代わりに、元田永孚『幼学綱要』、西村茂樹『小学修身訓』（明治一三年）、同『小学修身書』（明治一六〜一七年）などが編纂された。

＊西村茂樹編纂『小学修身訓』は、朱子『小学』を意識していた。しかし朱子の『小学』は『大学』に進む入門である。では『小学修身訓』はどこに進むか。西村は西洋の神学部に対応する「聖学」科の設置を考えていた。儒教と西洋哲学を合わせ「耶蘇教・仏教・回教」を付属とする。西洋の学問も儒学道徳に反しない範囲で必要であると考えられていた。

貝原益軒の名が「修身科」に登場したのは、この西村茂樹によって編集された教科書からである。その際、益軒の思想は「義」を重んじる思想として紹介された。養生は「常時（平常時）」の務めであり、「変時（非常事態）」においては義のために身を捨てる。そして、養生は、親に対する孝の実践であり、天地自然に対する報恩、とりわけ、国に対する（「君」に対する）報恩であると教えられた。

当然、そこに益軒の「楽」の思想は登場しなかった。「気の循環」を体験的に学ぶこともなかった。つまり、忠君愛国の理念に合致した側面のみが「養生」として語られ、あるいは、「衛生」の思想と重なる仕方で、国家に対する義務としての「健康」が、「養生」として語られた。

「養生」の内容は、次第に清潔法や身体運動など、西洋衛生学の内容を取り入れてゆく。名称は「養生」を残しつつ、（益軒先生の名を借りながら）目指す先は公衆衛生であり、国家への忠誠であった。あるいは、西洋近代の衛生法を、（欧米の知恵としてではなく）日本古来の知恵として、子どもたちに習得させることが願われていた。

確かに、益軒自身、中国と日本の「風土・習慣」の違いを強調し、日本の固有性を強調した（本書4章—5）。その姿勢は、欧米化への傾斜を危惧し日本の文化的アイデンティティを願った明治の儒学者たちを励ますことになる。「楽」の思想を隠し、「気の循環」の位相を排除した上で、日本固有の文化を強調した儒教道徳としての益軒の思想。「忍ぶ」「こらえる」「慎む」「ひかえる」といった動詞に導かれた「孝」の思想。それが「修養科」で語られた「養生」であった。

こうして明治政府は、欧米列強に伍する強力な国家建設のために、修身科を重視した。そして「養生」には、確かに、そうした「修身」と親和的な側面があった。しかしそれは養生の一面である。益軒の養生思想においても、古代中国の養生思想においても、養生は「修身」と相容れぬ側面を持っていた。それが、多少大胆に言えば、「儒家的」側面に対する「道家的」側面である。道家的な養生は、気の循環を求めた。国家への義務ではない、天地自然の気を取り入れる。しかし個人を中心とするわけではない。個人の枠を越え、天地自然の気と一体となろうとする。そうした側面が、修養科の中の「養生」で語られることはなかった。

＊「気の循環」は、〈国家〉対〈個人〉の関係とは位相が異なる。そこで、後者の地平〈国家対個人の対立〉において語られる時、「気の循環」の思想は、〈個人〉の論理として理解されることもできるし、〈国家〉の論理として利用されることも可能である。修養科は、「気の循環」を語らなかったのではなく、その視点すら〈国家〉の論理の中に組み入れて、養生を利用したと理解することもできる。

なお、この時期の「儒学」は固く狭かった。徳川儒者たちの豊かな議論は姿をひそめ、ひたすら国家建設のイデオロギーとして自らを限定していた。日本の近代学校における「修身科」は、儒家に備わる豊かな地平から、養生の領域を剥ぎ取り、「忠君愛国」という一面だけを意図的に肥大化した、特殊な思想であったことになる。

では、その剥ぎ取られた養生の領域は、近代学校ではどう扱われたのか。そこに「教育衛生」という特殊な問題が登場する。教育を医学化・衛生化する仕方で、ここでも養生とは別の地平が展開したのである。

学校保健

先に東京開成学校における「生徒養生法」の実践報告を見た（前掲『文部省雑誌』）。実践したのは、東京芝区鞆繪《ともえ》小学校の校長（東京教育会会長）清水直義。早い時期から学校における衛生に注目していた清水は、子どもの健康を守り「清潔整頓」と「修飾」によって生徒の衛生習慣を養成することを、学校における人間形成の方法と理解していた。

創設時の明治の学校は、衛生の視点から見た時、かなり劣悪な状態にあった。明治二〇年代後半、全国調査が実施され、その実態が明らかにされた。例えば、子どもの身体に合わない机や腰掛けがあり、教室の空気の汚染が批判された。教室の光線が原因で生徒の視力を悪化させている実態も明らかになり、伝染病に対する予防の無策も問題となった。

明治三〇年（一八九七年）、文部省は学校衛生に関する諸規定を作成した。環境衛生・身体検査・校医の設置・伝染病予防などに関する諸規定である（「学校清潔方法」明治三〇年一月、「学生生徒身体検査規程」明治三〇年三月、「公立学校ニ学校医ヲ置クノ件」明治三一年

一月、「学校伝染病予防及消毒方法」明治三一年九月）。

作成の中心は医学博士・三島通良《みちよし》。当時、学校衛生顧問会議主事であった（後に東京高等師範教授などを歴任）。三島は全国調査を実施した結論として、子どもの健康が危険に晒されている窮状を訴えた。そして子どもの健康に関することは、衛生の専門家が担当すべきであると説いた。素人である教育関係者に任せておくことはできない。医療衛生の専門家が教師を管理し指導すべきである。

むろん学校現場は反論した。とりわけ、清水は三島と論争を続けた。清水は、学校衛生を教育の一環と理解した。衛生に関する学習は、教育の諸活動の中に織り込んで実施されるべきである。学校や子どもの事情も理解しない外部の専門家が、学校衛生だけを独立して扱っても、子どもの人間形成に資することにはならない。そう論じた。

対して三島は、西洋医学・衛生学に依拠する必要を説いた。主要なモデルは伝染病対策である。細菌から子どもを保護しなくてはならない。しかし外部から侵入する細菌を消毒・滅菌する仕事を、医療衛生の専門的知識を持たない教師に任せることはできないと論じた。

「掃除」も論争の的となった。子どもが自分たちの学校を掃除することは、教育的な意味を持つのか、それとも、それは衛生的な視点から危険であるのか。

儒学の伝統は掃除を教育と見た。朱子の言葉が一つの根拠とされる（「人を教えるのに掃除、応対、進退の大事、そして親を愛し、目上の人を敬い、師を尊び、友を親しむ。そうした道を教えることが、身を修め、家をととのえ、国を治め、天下国家を平らかにする基礎となる」（『小學』「題辭」））。

益軒も『養生訓』の中で、環境を清潔に保つ必要を述べ、「外側から内側を養う」と語った。掃除が心を清らかにし身体の運動ともなる（『養生訓』巻二）。そうした理解を基礎に、教師たちは、子どもたちが自らの学び舎を掃除することに重要な教育的意味があると主張した。

対して、衛生的視点に立つ三島は、ここでも子どもを細菌から守る清潔を強調し、子どもを塵埃の中で鍛えるより子どもを塵埃から保護することを訴え、国家のための義務として、子どもたちの健康を守ることが必要であると論じた（三島通良『学校衛生学』博文館、一八九三年など）。
＊三島と教育界との論争は、別の機会にも生じた。小学校の体育に撃剣と柔術を導入するべきか（「学校生徒に撃剣柔術を課するの如何」）。愛国的、尚武的な内容を教育内容に反映させ

ようとする立場（大日本教育会、東京府教育会）は、徳性の育成のみならず、持久力・敏捷性・骨格強化の効果を主張した。対して、三島は、体育問題は「衛生学者の研究すべき問題」であり、「素人である教育学者が尚武などといった教育的理由で子どもの健康を論じるのは拙策」と非難した。「撃剣」は子どもの体育に益がないのみならず、有害である。むろん、東京府教育会は反発したが、学校衛生顧問会議は「撃剣柔術」を「体操術」として課するに害ありとの答申を出し、文部省は小学校への導入を見送っている。

4　近代国家の中の養生

近代国家の中の養生は、以上のような文脈の中で語られた。養生は影をひそめ、時代から取り残されたが、消え去ったわけではなかった。表舞台からは姿を消したが、表舞台の論者の心の中には、養生が生きていた。そして西洋一辺倒に対する「我が国固有」の伝統が必要になると都合よく利用された。例えば、非常時における忠君を支えるための平時の実践という文脈で語られた。

しかし養生は、ナショナリズムに馴染まなかった。養生は気の循環を求める。国家への忠誠より、天地自然の気と一体となろうとする。むろん国家はそうした養生を排除しない。むしろ自らのシステムのうちに取り入れようとする。そして養生の側も抵抗しない。抵抗はしないのだが、やはり馴染まない。そこで国家の側から見れば、結局、養生は役に立たない。逆に国家に抵抗する側にとっても、あまり役に立たない。養生思想が「家養生」や処世術を語るとしても、結局、組織や政治の議論には馴染まないから、国家に抵抗する論理とはならなかった。

フーコーの「自己への配慮」が思い出される（本書コラム④）。それは、主体の変容であり、身体的な実践である。その点は養生と重なるのだが、しかしフーコーが古代の「自己への配慮」のうちに「政治的に自立した主体」の形成を期待していたとすれば、「養生」とは微妙に位相が異なる。養生思想の用語でいえば、フーコーは、養生の儒家的側面を、しかも権力への「抵抗」主体形成として期待していたことになる。

技術思想史を論じた三枝博音は「養生」を庶民の側の視点と重ね、「俗権や俗権に媚びていた偽善者たち」に対する抵抗の意識を見ていた（前掲拙著『修養の思想』一三九頁）。確かに、養生のうちに、既成の社会制度を超える視点が含まれる可能性はある。しかしそれが養生思想の眼目ではなかった。養生は、既成の社会に納まる仕方で語られることもあれば、既成の社会に抵抗する仕方で語られることもある。

養生は「気の循環」を求めた。個人の気と宇宙の気の循環によって、気を養うことを求めたのである。

＊コラム⑦　後藤新平『国家衛生原理』

「衛生」は後藤の国家論の中心に位置し、その全体領域が図に示されている（後藤新平『国家衛生原理』明治二二年、国立国会図書館デジタルコレクション、二五頁、図6）。⑴まず、出発点（最上段）に「生理的動機」が置かれる。⑵次に、「平時」（平常時の対策）と「非常」（伝染病など非常時の対策）に区別される。⑶さらに、それぞれが「私法」（個人の領域）と「公法」（社会全体に関わる対策）に区別される。⑷そして最後に「直接」（健康に直接関係する）と「間接」（間接的に関係する）が区別される。⑸最下部において、国家の目的が「生理的円満」と示される。

後藤によれば、「養生法」は、最も右端（「平時衛生の直接衛生私法」）に当たる。伝染病など危険がない平時において、個人が、直接的に健康に関わる営みである。

その隣（「平時衛生の間接衛生私法」）は、やはり平時の話であるが、間接的に健康に関わる。その領域は広く、道徳も学術も、あるいは、農工業などすべての領域が、間接的に健康に関わる領域とされる。

この「間接衛生法」という観点が後藤の眼目である。直接的には健康に関わらなくても、間接的に健康に関わる領域がすべて「衛生」に含まれる。そしてそれを「私法」と「公法」に分ける。「間接衛生私法」は、健康に関連して個人が身につけるべき事柄（道徳・学術・農工業の知識）。それに対して「間接衛生公法」は、「政府の立法、行政、上下院、内外務、農商務、教育、司法、兵事など」、あらゆる社会組織を含む。

つまり、国家の組織の目的はすべて「衛生」を支えることである。それは「幸せ」と言い換えられてもよい（今日の用語では well-being に当たる）。幸せを願う個人の動機（「生理的動機」）を出発点として、国家は、その願いを実現することに務める。国家は国民の「幸せ」を保証する。後藤の用語では「生理的円満を得る方向」。「衛生」は国家の成員が「生理的円満を得る」ための全領域を包括するというのである。

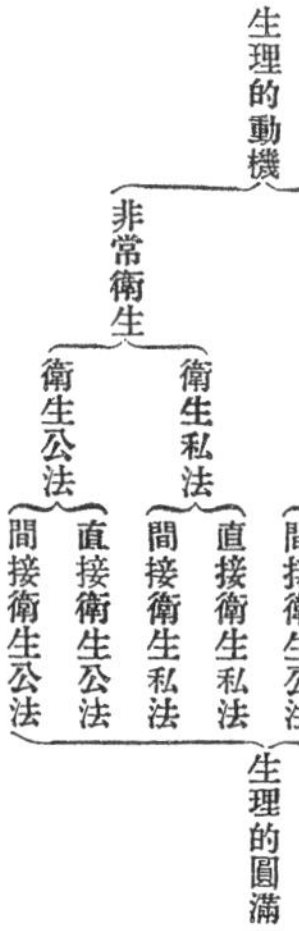

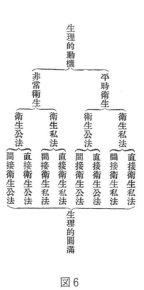

図6

第7章　ホリスティック医学と養生

今日、養生という言葉が最も生きて使われているのは「医療」の場面、あるいは、「健康」の領域である。思想としては「ホリスティック医学」が注目される。それは「近代西洋医学」への代替医療として語られ、「自然治癒力」をキーワードとした。

1　ホリスティック医学

日本におけるホリスティック医学を牽引してきたのは帯津良一である。病院長として治療の現場に立ちながら、講演や執筆を通して、その普及に努めている。一般向けの著作

『自然治癒力で生き返る』は「ホリスティック」をこう説明する。
「簡単に言ってしまうと、生命《いのち》を身体的な面だけでなく、心理的、精神的な観点、社会的、環境的な観点、倫理的（宗教的）な観点、あらゆる面から全体的にとらえていこうとする考え方です」（帯津良一『自然治癒力で生き返る』角川書店、二〇〇八年、五一頁）。

身体だけではなく、「あらゆる面から全体的に捉える」。身体の健康だけではなく、あらゆる面から全体的に捉えた健康を大切にする。そしてこう続ける。たとえ病を持っていたとしても、それまでと変わらず自分らしく生きることができれば、それは「ホリスティックな健康」である。逆に、身体は健康であっても心や生命のエネルギーが低下している場合は「ホリスティックな健康」とは言わない。

そう語られる「健康」は「クオリティ・オブ・ライフ（ＱＯＬ／生の質）」に近いようにも思われるのだが、しかし「ホリスティック医学」はそこに留まらない。「あらゆる面から全体的に捉える」という時、そこには「生老病死、さらには死後の世界まで対象として」含まれる。いかに死んでゆくか。そこまで視野に入れて「医療」を考えようというのであるから、当然これまでの医学には納まりきらない。

この際、帯津は「医療 medicine」と「医学 medical science」を使い分けている。前者

（医療）は、患者を中心に家族や医療者が織りなす全体の出来事であり、「共有する医療という場のエネルギー」を高めることが目指される（後述）。それに対して、後者（医学）は、サイエンスであり「身体の故障を治す」技術である。ホリスティック医学は後者ではなく前者（医療）である。あるいは、そもそもすべての医療は本来ホリスティックである（そうであったはずである）と考えている。そこが出発点である。

＊帯津によれば、ホリスティック医学は「統合医療 Integrative Medicine」とは異なる。統合医療は「代替療法」と「西洋医学」を統合しようとするが、「病（故障）」の回復という理解に留まる。それに対して「ホリスティック医学」はその理解を超えてしまい、生老病死を問い直す地平で展開される。「治療医学の枠を越えて予防医学へ、さらにはこれをも超えて、生き方の問題となる」という。

関連して「健康」についてこんな話が紹介されている。健康を定義するのに、「……からの解放」という理解がある。「身体の健康は苦痛からの解放（freedom from pain）。心の健康は情念からの解放（freedom from passion）。生命の健康は利己主義からの解放（freedom from egotism)」（ホメオパシーの権威、J・ヴィソルカスの定義という）。

それを聞いた「伊那谷の老子といわれる加島祥造さん」は、「オレなら、fromではなく、これにするなあ」といって、fromをinに置き換えたというのである。すなわち「身体の健康は苦痛の中の解放（freedom in pain）。心の健康は情念の中の解放（freedom in passion）。生命の健康は利己主義の中の解放（freedom in egotism）」（同書、八〇頁）。

苦痛から解放されるのではなく、苦痛の中で解放される。苦痛を完全に除去するのではない。苦痛は残りつつ、しかしその中で解放される。利己主義から完全に離れるのではなく、利己主義を持ちつつもそれに囚われない。益軒が「いささか」と語った匙加減である。

そこで、帯津は「サルートジェネシス Salutogenesis」に共感する。アントノフスキー（Aaron Antonovsky）の造語であるこの言葉は、「パソジェネシス Pathogenesis・病因論」に対する批判である。後者は、病を「身体の一部の故障」と見て、病気の原因を探り当て、それを取り除こうとする。それに対して、前者は、健康になるための要因を解明し、それを強化しようとする。つまり病気の原因（リスクファクター）を取り除くのではなく、健康になるための要因（サリュタリーファクター）を強化しようとするのである。

なお、英語においては、「疾病 dis-ease」に対して「health-ease」という造語も提案されている。しかし日本語には対応する訳語がない。「健康のためになること・からだに良いこと」などが考えられるが、意味内容としてはそれが「養生」と語られてきたことになる（「養生」の英訳をhealth-easeとするのも一案かもしれない）。

ホリスティック医学は、病を「静止した身体の故障」とは考えない。病は「常に流れ動く生命の中の一つのストーリー」である。エネルギーは流動的であり、上昇し下降しながら、連続した無数の値をとる。健康か病気か、そのどちらか一方ではない。その中間形態は無数にある。一方の極に理想的健康を想定し、他方の極に完全な病を想定した場合、私たちは、誰もみな、その両極の間の「多元的連続体上のどこかに位置する」。その中で、より健康になる要因（サリュタリーファクター）を探ってゆこうとするのが、「医療であり養生」である。帯津は「養生」という言葉を正確にこの文脈に置くのである。

生命場のエネルギー

ところで、帯津は「生命場」という言葉を使っている。一般向けの書籍でも使うが、専門的な学会における講演記録（英語と日本語）で補いながら見ると、こういう話である（The Future of Holistic Medicine,「ホリスティック医学のこれから」, *Journal of International Society of Life Information Science*, Vol. 22, No. 1, March, 2004）。

「場 field」とは、磁場や電磁場のように、目には見えないのだが、ある範囲内に、ある物理量 quantum が連続して分布していることをいう。帯津は「生命に直結した物理量」を想定してこう語る。「まだ発見されていないが、生命に直結した物理量が存在して、様々な場を形成している」と仮定し、それらをひとまとめにして「生命場 life-field」と呼ぶ。

そうすると、この「生命場のエネルギー」を高めることが課題となる。「癒し healing」とは、「生命場のポテンシャル・エネルギー」を、他からの働きかけによって回復しようとすることであり、「養生 Yojo（self-caring）」は、自らの努力で、この「生命場のポテンシャル・エネルギー」を維持・向上しようとすることである。

ところが、興味深いことに、この「生命場」は皮膚によって閉じていない。外界とつながっている。むしろ時間・空間を超え、宇宙とつながっている。日本語版では「時空を超えて広がる虚空の場のエネルギー」という。「生命場」とは、時空を超えて広がる「虚空の場」であり、そのエネルギーの一部が、私たちの体内に宿ったものを「生命」と呼ぶ。

＊「生命場」が「虚空の場」であるとは、どういうことか。石田秀実は「身体場」という。「身体場が知る」という語り方もする（石田秀実『気のコスモロジー』岩波書店、二〇〇四年、第四章）。西洋近代（科学）の認識論とは異なる古代中国のエピステーメーである。私という

主観が認識するのではない。「私である意識」を働かせることなく「気で聴く」。「気の場で身体のすべてをゆすぶる振動に身をゆだねる」。あるいは、「虚のままでひたすら物の現れを待つ」。そうした石田の用語法に倣えば、帯津の語る「生命場」は、「私という主観」によっては認識されない。そうした主観が働かない時、つまり「虚のままでひたすら物の現れを待つ」事態の中で、初めて感受される。石田は「気で聴く」という。帯津が語った「まだ発見されていないが」という言葉は、正確には、エピステーメーの位相を変えなければ（気で聴くことがなければ）発見されない、と理解される。そして、そこで「発見」される「場」は、主観と対立した対象（客観的実体）ではないから、「虚空」と呼ぶ。「時空を超えて広がる虚空の場のエネルギー」。もし「気で聴く」ことができれば、「生命場」は、新たに発見されるまでもない、今も私たちはそれを生きていることになる。

ホリスティック医学は「生命」を対象にするだけではない。「時空を超えて広がる虚空の場のエネルギー」を対象にする。体内の「生命」だけではなく、生死を超え・時空を超え・有無を超えて広がる「エネルギー」を対象にする。ホリスティック医学は、そうしたコスモロジー（自然形而上学）を背景に持った「エネルギー医学」である。

立体的な階層構造

さて、こうしたエネルギーの広がりを、二次元的な平面で理解することは、誤解ではないとしても、正確ではない。帯津は立体的な「階層hierarchy」構造を考えている。

そして「西洋医学」と「ホリスティック医学」は階層が違うという。西洋医学は「臓器の階層」において成りたち、個々の臓器を独立した単位として見做し、病をそうした臓器の故障と理解する。それに対して、ホリスティック医学は「人間の階層」において成り立ち、人間一人を丸ごと一つの単位と見做し、「Body, Mind, Spirit が混然一体となった人間まるごと」をそのままそっくり」捉える。

そして「がん」という病を例に出す。がんは「身体の一部の臓器の故障」ではない。「人間まるごと」の病である。したがって、がんに対応する医療は「臓器の階層」ではなく、「人間の階層」において構築される必要がある。

当然、この階層は、より下位（土台）の方向にも積み重なり、より上位（展開）の方向にも積み重なる。「臓器」より下方向には、「細胞組織」、「細胞」、「分子」などと続き、「人間」より上方向には、「社会・エコシステム」、「環境」、「地球」、「宇宙」などと拡がってゆく。そうした壮大な立体的階層構造の中で、人間の病を考えているのである。

そこでホリスティック医学は、「西洋医学」との対比においては「人間の階層」を強調するのであるが、実は、そこに限定される必要はない。「生命場」のエネルギーは特定の階層に限定されない。上下に自在に浸透しながら、そのつどの問題状況に合わせて、適切な階層を選び取る。

現代社会においては、「がん、膠原病、アトピー性皮膚炎、花粉症など、西洋医学では対処しにくい、治りにくい病気」が増えている。「これらの病気は生命場の生命エネルギーが落ちたり、ゆがんだりして起こる病気」である。

例えば、負の感情に襲われ生命エネルギーが落ちる時、がんになりやすい。生命エネルギーが低下するとき、自然治癒力も低下し、過度のストレスが長時間かかると、脳神経細胞から放出される神経伝達物質のバランスが乱れる。交感神経が優位に立ち、アドレナリンやノルアドレナリン（怒りのホルモン）が大量に放出され、胃腸の働きが低下し、NK細胞の活性も低下する。

＊NK細胞（ナチュラルキラー細胞）はリンパ球に含まれる免疫細胞の一つ。生まれつき（ナチュラル）外敵を殺傷する（キラー）能力を備える。体内をパトロールし、癌（がん）細胞や

ウイルス感染細胞などを発見すると単独で攻撃を仕掛け、自然免疫に重要な役割を担うと考えられている。

興味深いことに、帯津は、こうした要因の中に「生命場のエネルギーの低下」を加えている。心が乱れると、体内の場が乱れ、生命エネルギーが歪む。すると体内の秩序が乱れ、病気の原因を作る。しかし生命場のエネルギーは体内に限定されない。自然界の植物・空気・大地そのものにも広がっている。中でも帯津は「大地のエネルギー」の持つ意味が大きいという。都市生活が人間を「大地」から切り離してしまっただけでなく、大地そのものの「エネルギー」が弱くなっているのではないかというのである。

＊こうした視点から見ると、地震、巨大台風、異常気象などは、地球が「自然治癒力を働かせる」機会と考えられる。それによって被害を受ける側（被害当事者）から見たら随分と「冷酷な」物言いになってしまうのだが、生命場のエネルギーの地平で言えば、地球の自然治癒力は不可避である。それを「望ましい」と語ることについては慎重でありたいが、生命場のエネルギーの地平は、そうした視点も含んでいることは確認したい。なお、個人的には「風（空気の移動）」が生命場に与える影響を強く感じている。

2　自然治癒力

ところで、ホリスティック医学が拠って立つのは、人間の「自然治癒力」である。帯津の説明によれば、ホリスティック医学は、「生命が本来持っている「自然治癒力」を癒しの原点におき、自然治癒力を高め、増強することを治癒の目的とする」（前掲書『自然治癒力で生き返る』五四頁）。あるいは、「病気を癒す中心は患者さんであり、治療者はあくまでも援助者にすぎない。治療よりも「養生」が、他者治療（医者などが行う治療）よりも自己治療が基本であり、ライフスタイルを改善して、患者さん自身が「自ら癒す」姿勢が治療の基本となる」（同）。

重要なのは、まず「回復する」という点である。コップや茶わんは割れてしまうと元の状態に戻らない。それに対して、生命あるものは元の状態に戻る力を備えている。傷ついた細胞を修復し、体内に侵入した異物を攻撃する。一度崩れた秩序を回復しようとする。しかし、死んでしまうと、その機能は働かない。「死」とは秩序を維持する力を失うことを意味する。

ホメオスタシスと免疫機能

一度、そのように理解したうえで、「自然治癒力」は三つの働きに区別される。

第一は「ホメオスタシス（恒常性維持機能）」。熱い時には汗をかいて体内の熱を体外に放出し、体温を一定に保つ。バランスが乱れた時、体内の環境を一定に保つ機能である。自律神経がその代表であり、交感神経と副交感神経が交互に働き、体内のバランスを常に一定に保つようにする。

ホメオスタシスは、自然治癒力の一部の働きであるが、しかし単に生理的なバランスの維持に留まらない。そこには「心」の作用が大きく関係する。信頼できる人と出会い、感動的な体験があると、自然治癒力が高まり、思いもよらない治癒力が発揮される。

＊ホリスティック医学によれば、こうした体験は稀ではない。通常の暮らしの中でも生じているのだが、私たちが気づかないだけである。驚くべきは「奇跡のような回復」ではなく、むしろ、自己治癒のシステムが不断に働いているというそのこと自体である。

第二は「免疫機能（自己防衛機能・生体防御）」。自己治癒力は、細菌やウイルスなど、体外から侵入した異物を攻撃する機能である。傷口から細菌などが侵入しても、免疫細胞が攻撃する。

第三は「免疫機能（自己再生機能・生体修復）」。傷ついた皮膚や組織を修復する。あるいは、古くなった細胞を修復し再生する。現代医学は、こうした免疫細胞の主たる担い手を白血球と理解し、それを、「マクロファージ」、「リンパ球（Tリンパ球・Bリンパ球・NK細胞）」、「顆粒球」と細分化する。あるいは、そこに細胞間で情報を伝達する物質（「サイトカイン」）を見る。自律神経のバランスが乱れると、こうした免疫機能が低下するというのである。

ところで、米国の医師アンドリュー・ワイルは、こうした「自然治癒力」を「自発的治癒 spontaneous healing」と語っていた（Weil, Andrew, Spontaneous healing, 1995,『癒す心、治る力』上野圭一訳、角川書店、一九九八年）。「自発的 spontaneous」という言葉によって、治癒プロセスが「内在的・内因的」に生じることを強調したかったのだという。「からだには治る力がある。なぜなら、からだには治癒系（healing system）が備わっているからだ」。それがワイルの確信であった。

ワイルは「治療 treatment」と「治癒 healing」を区別する。治療が外部から（他者によって）施されるのに対して、治癒は内部からやってくる。治癒は、もともと内部に備わったシステムが活性化することであり、失われたバランスを取り戻そうとする。治癒力は生まれながらにして備わっているというのである。

なお、このように理解された「治癒 healing」に対応する日本語は、本来は「癒える」がふさわしい。「治療＝癒す」に対して、「治癒＝癒える」は「自分で癒えてゆく」。貴重な自動詞であるが、残念ながら一般には使われない。ふつうは「自分の力で治す」という。誰かに治してもらう（医者から治療を受ける）が基本となり、それを自分自身で行う（自分で自分を治す）という理解である。

養生思想は繰り返し「自然が癒し、医者が助ける」と語ってきた。治療がよい効果に至るのは、実は、もともと内部に備わった「自然治癒力（自発的治癒力・自ら癒えてゆく生体システム）」が活性化したためである。医者はそれを助けたに過ぎない。しかしその助ける「術」がいかに繊細で難しいか。古代中国以来、養生はそれを説いてきた。

私たちの身心には「自己診断・自己修復・自己再生」のメカニズムが存在している。必要とあればいつでも動く、というより、常に働いている。自発的治癒は稀なことではなく、常に生じている。養生はその事実を土台として成り立つとともに、その事実をそのつど再確認する営み（思想・実践）であったことになる。

3　養生思想とホリスティック医学

さて、あらためて、以上のようなホリスティック医学を、養生思想の歴史の中において みる。まず、近代日本が正統としてきた医学（近代西洋医学）からみる時、それは一種の「代替医療 alternative medicine」ということになる。その意味では、漢方医学と親和的で あることは確かなのだが、しかしホリスティック医学のすべてが漢方ではない。のみなら ず、先にもみたとおり「統合医療 Integrative Medicine」とも異なる。ホリスティック医学 からみる時、統合医療は「代替療法」と「西洋医学」を統合しようとするが、しかし「病（故障）」の回復という理解に留まっている。「ホリスティック医学」はその理解を超え、生老病死を問い直す地平で「生き方」の問題に触れている。

その意味では、江戸後期の「処世術としての養生論」と近い。ホリスティック医学は、治療医学であり、予防医学であり、さらには「狭い意味での医療」を超えて「家養生」に視野を広げ、人生観や世界観の問い直しにも参与する。なお、ホリスティック医学と「老荘思想」は「西洋近代パラダイム」に対するオルタナティヴとして極めて親和的な位置にある（この点も江戸後期の状況と類似する）。

さらに、日本のホリスティック医学と貝原益軒『養生訓』とのつながりは深い。帯津は繰り返し『養生訓』に言及し、その書名を「養生訓」と題している（『貝原益軒、養生訓——最後まで生きる極意』、『生死問答——平成の養生訓』など）。とりわけ、「節欲による楽の実践」という発想は、両者に共有される基本原則である。

その上で、古代中国の養生思想を思い出す時、ホリスティック医学は、「気」のコスモロジーを、「エネルギー医学」として、現代医学の知見と接続しようとしている。養生思想が「気」と語ってきた位相を、ホリスティック医学は「生命場のエネルギー」として理解し、現代医学と対話を試みている。

＊しかし「神仙思想」とは無縁である。益軒『養生訓』以来、日本の養生思想は、古代中国の養生思想から多くを学びつつも、神仙思想には関わりを持たなかった。「神仙」になることを願う視点もなければ「丹薬」製造の発想もない（その意味ではむしろ西洋医学の方が、高度な医療技術を駆使して「不死」を目指しているのかもしれない）。他方、神仙思想それ自体も、異なる時代の独自な「合理性」を備えていた。ホリスティック医学は、気のコスモロジーを

共有しつつも、そうした「合理性」を共有することはない。こうした事情を検討するためには、用語を薄く切り分けながら、繊細に識別する目を持つ必要がある。

ところで、ホリスティック医学に対しては、次のような批判がある。ひとつは、「自ら癒す（自ら癒える）」という側面を強調しすぎることによって、病気を自己責任にしてしまう危険である。「養生なき故に病が生じる」とすれば、病の原因は当事者の不養生となる。そうした発想が、病気を抱えた人を追い詰めてしまう。自らの病に過剰な負い目を持つことになる危険に対する批判である。

しかしホリスティック医学は「皮膚で閉ざされた個人」を治療の対象と見ない。病気は個人だけが責任を持つことではない。というより、「個人」だけが独立して存在することはない。すべて、つながりの中で生じてきたことである。周囲の人々との関係の中で生じ、環境とのつながりの中で生じる。そして治療は最初から「人と人とのかかわりの中で助け合いながら癒されていく」ことを土台とする。江戸後期の養生論が「身養生」「心養生」「家養生」を語り、家族の円満・家計の潤いに配慮したとおりである。

しかし、そのうえで、やはり「癒える」のは当人自身の自然治癒力に拠る。その治癒力を日頃から育てておくことが、養生の課題であったことになる（とはいえ、この入り組んだ関係は、より深い位相で検討される必要がある。「あとがき」で少し触れる）。

もう一点、ホリスティック医学は、生命や自然に対する信頼を土台としている。それに対して、人間のうちにひそむ「否定的・破壊的傾向」への言及が弱い。

確かにホリスティック医学は肯定的感情に期待を寄せている。「前向き」になるとよい流れが来る。否定的感情に留まることなく、それを超えて、前向きになろうとする。それが自然治癒力を育てることにもつながるというのである。しかし簡単にはそのように「前向き」になれない事情もある。受け入れたくても受け入れることができない。あるいは、簡単には消えることのない深い悲しみ。

「病気になったら、治りたいと思うのが当然なのですが、それが当然でない人が多くいます。治りたいと思うよりもむしろ治りたくない、死にたい、苦しみたい、このままずっと病気でいたいという意識を隠し持っている人がいます。これは単に逃避とか甘えとか病症利得とかという意味ではありません。そうではなくむしろ、大きな罪業感や罪責感、あるいは人生の無意味さや絶望的な苦悩、根源的な空虚さといったものから、自分自身を否定したり処罰したりするようになるのです」（本宮輝薫『ホリスティック・パラダイム――影の体験と生成する治癒力』創元社、一九九五年、六六頁）。

自らホリスティック医学に関わる臨床心理士の言葉である。苦しいのだけど「治りたくない」。そうした生命に反する破壊的衝動、あるいは、自己解体・崩壊への傾向。ホリスティック医療は、こうした人間の「影」の側面にも目を向けることによって、ますます厚みを増すように思われる（さしあたり、深層心理学との関連が課題になるだろうが、哲学的には、唯識哲学と華厳哲学を重ね合わせた人間理解の構築が必要になる）。

ホリスティック医学は多方面との対話を必要とする。その時、西洋近代医学との対比だけでなく、例えば、益軒『養生訓』との関連の中で、さらには、古代中国の豊饒な養生思想との関連の中で、丁寧に検討することが重要な意味を持つように思われる。

＊その時、積み重ねられてきた養生思想も、新たな輝きを持って蘇る。人類は今後ますます「新しい困難」に直面する。しかし問題の「原型」は、すでに人類の歴史の中で、形を変えながら、何度も繰り返されてきた。養生はそうした人類の知恵のひとつである。自分自身と向き合う際のひとつの知恵の形である。

＊コラム⑧　大正期の代替医療

明治後期から昭和初期にかけて「代替医療」への関心が高まった。近代西洋医学に対する批判を基礎に、「非」近代の多様な医療実践に注目が集まったのである。

近代西洋医学は「病」を専門家の管理下においた。病は、解剖学・生理学を基礎に実験され、手術によって修復され、薬物によって改善される。病は物質的操作の対象となった。

しかし治癒しない者もいる。西洋医学で治癒しなかった患者たちは別の治療を求めた。それは、西洋医学のように体系化された医療ではなく、様々な背景を持つ多様な「知」であった。「民間療法」「伝統医療」「癒す知」などと呼ばれる（島薗進『〈癒す知〉の系譜――科学と宗教のはざま』吉川弘文館、二〇〇三年）。

「癒す知」は近代医学とは異なる技法を人々に提供した。例えば、施術者による身体への働きかけを重視し、あるいは、施術者と患者との間の相互作用を重視した。もしくは、精神性や霊性を強調し、肚・腰・呼吸を用いた健康法を説いた。田邉信太郎の整理を借りれば、呼吸法・強健法・食物療法（断食療法を含む）・催眠術（宗教的行法・心霊学を含む）・身体の自動運動（霊動療法）・掌を用いた霊気療法・療術（指圧、電気療法、温熱療法）などがあった（田邉信太郎他編『癒しを生きた人々——近代知のオルタナティブ』専修大学出版局、一九九九年）。

療法家たちは様々な議論を展開した。例えば、欧米の強健法は効果を得やすいが、いたずらに筋肉の発育のみ促し、実行をやめるとたちまち効果が消滅するのに対して、東洋の養生法は、心の修養を主とするため、科学的には実証されず即効性もないが、一度体得すれば終生消滅することがないと語られた。

「催眠術」にも関心が集まり社会問題ともなった。東京帝国大学では、大澤謙二（生理学）、呉秀三（精神病理学）、福来友吉（心理学）が研究を進めたが、誤用や悪用が問題となり、催眠術の取締法（警察犯処罰令、一九〇八年）によって研究は大きく制限されてしまった。

こうしたオルタナティヴ運動が、同時代的に（一九一〇〜三〇年代）、国際的な広がりをもって展開していた点は注目される。例えば、パーマーの「カイロプラクティック」、スティルの「オステオパシー」、ハーネマンの「ホメオパシー」など、既にこの時期に活動を始めていた。

さて、明治後期に戻ってみると、その時までに日本で知られていたのは、益軒を起点とした養生法と、禅の系譜（白隠禅師、原担山、原田元龍など）が有名であり、その他には、天理教など新宗教の系譜、気合術（浜口熊獄）、筋骨強制術（井上伸子）、食養論（石塚佐玄）、強肺術（ベークマン）などがあった。

明治末期から大正期にかけて、「坐と呼吸」を強調する修養的健康法が世間を賑わした。岡田虎次郎「岡田式静座法」、藤田霊斎「藤田式息心調和法」、二木謙三「腹式呼吸法」などである。大正期に入るとさらに多様な健康法が展開した。⑴呼吸を中心とした健康法（前述の岡田・藤田・二木の呼吸法、岩佐式強健法、ベーグマン式強肺術）、⑵筋骨を鍛える健康法（河合式強健法、鉄亜鈴体力養成法、永井式家庭体操、寺田式二十分間強健法、銀月式強健法）、⑶食物による健康法（石塚式、村井玄斎式標準食養法、過食療法、断食療法）、⑷体操による健康法（中井房五郎の自彊術《じきょうじゅつ》）など。

さらに昭和期に入ると、それらの健康法が勢いを増しただけではなく、ますます多様な健康法が開発され、しかもその多くは民間人によって創案された。⑴江間式身心鍛錬法（江間俊一）、⑵太霊道（田中守平）、⑶国民自健術（嘉悦敏）、⑷晃道教会精神療法（沢田晃堂）、⑸木村式生気療法（木村薫子）、⑹林式健体術（林章樹）、⑺寺田式強健法（寺田勇吉）、⑻前野式静坐法（前野自錘）など。

精神療法（「心霊療法」）の展開も多様であった。メスメリズムなど欧米の催眠術の紹介に刺激され、例えば、人体放射能療法（松本道別）、心身統一法（中村天風）、催眠術（村上辰午郎）、修霊鍛身法（藤田西湖）、息心調和法（藤田霊斎）などが活躍した。

ところで、こうした多様な展開の中で、「指圧」と「整体操法」を整理する動きが生じた。欧米の手技療法（カイロプラクティック、オステオパシーなど）に刺激され、「指圧」や「整体操法」の手技療術を法制化し、共通の基盤を作ろうとしたのである（「整体操法制定委員会」設立、一九四三年、昭和一八年）。野口晴哉が議長を務め、多様な療術の専門家が一堂に会した（カイロプラクティック、オステオパシー、スポンデラテラピー、脊髄反射療法、健体術、手足根本療法）。

その会議において、共通の基盤として確認されたのは、生命の要求に基づいた操法であること、人の感受性を利用して「自然良能（自然治癒力）」を促進させる技術であること、解剖学的人体に働きかけるのではなく生きて動いて絶えず変化する人体そのものに働きかけていることなど、であった。

以上の領域は、今日「オルタナティヴ・メディスン（代替医療）」と総称されることが多く、アーユルベーダ、漢方、アロマセラピー、ホメオパシーなど、多様な治療法・健康法を含んで、ますます広がりを見せている。また伝統医療への関心も高まり、例えば、アジアの国々では、伝統医療が近代医学と共に制度化され、医療機関で利用され、大学の医学部で教育研究されている。

医療の理解は（大まかに言えば）二通りの系譜に分かれる。一方は、病気の原因を体内の「異変」や「障害」と見て、それを修正するよう働きかけ、あるいは、その部位を切除しようとする。他方は、身心のバランスを重視し、全体の調和を取り戻すことを重視する。後者の立場は、要素還元主義に対して「全体論 holism」と呼ばれ、あるいは、「ホリスティック」と総称される。

代替医療は「ホリスティック」な立場をとる。身心のバランスを取り戻し、個人と自然の調和を願う。そして「自然治癒力（自然良能）」を信頼する。病気の原因を切り取るのではなく、その個人（生命体）が持っている自己治癒力を整えることによって、自らバランスを取り戻してゆくことを願う。

当然、心の働きが重要な意味を持ち、あるいは、「精神的・霊的・スピリチュアル」な位相も（人の全体性を構成するひとつの位相として）尊重される。それらは、暮らしの中で体験される（近代医学の中では理解されにくい）「生きたからだ」の実感を基礎とし、体験的に積み重ねられてきた効果・効能（近代科学では検証しにくい実証性）に裏付けられていた。

近代医療と代替医療の併用、代替医療の制度化、経済効率の問題など、検討すべき課題は多いとしても、近代医療のみを唯一の正統とする理解は大きく変化しつつあるように思われる。

おわりに

養生とはどういうことか。

一、養生は（今日の用語で言えば）「健康」を求めた実践である。欲望のままに生きるのではない。適度に自制し人生を楽しむ。健康に生きるための知恵であり習慣形成である。

二、養生は医学と近接する。しかし治療ではない。治療してもらうのではなく、自ら「癒ゆる力（自然治癒力）」を育てる。自らの工夫によって身心のバランスを制御するセルフケアである。そして予防医学である。症状が出る前の「未病」に対処する。あるいは、「病後の静養」と語られる場合もある。

三、養生は個人の努力を基本とする。病を悪霊の仕業と見る場合、神仏の加護が必要になる。それに対して、養生は、本人の努力によって予防する。あるいは、努力によって生の時間を延ばそうとする。養生は信仰ではない。「薬師如来の御利益」に与ることは「養生」とは語られなかった。

四、養生は「気」の思想と関連が深い。人の身体は、気を介して、宇宙や自然とつながっている。養生は、気を養うことであり、気の新陳代謝を促すことである。個人は、直接的に、宇宙や自然と結びつく。人間関係を軽視するわけではないが、組織や制度が中心ではない。養生が組織化されることは少ない。稽古のように「家元制度」を作ることもない。養生は、個人が直接に宇宙エネルギーを取り入れ、それと一体化しようとする。

五、気の思想は世界をエネルギーと見る。気の新陳代謝とは、エネルギー交換であり、その流れを潤滑にすることである。今日のホリスティック医学は「エネルギー医学」という。それは、実体化された物質相互の関係ではなく、エネルギーの流れ（流体的変容）を見る。養生思想は、西洋近代（科学）とは異なる「エピステーメー（存在・認識論）」に根差している。

六、しかし養生は世俗社会で実践される。確かに古代中国の「仙人」思想は世俗から離れる道を用意し、「文人文化」はそれを理想としたが、しかし多くの養生は世俗の内側で実践された。庶民の暮らしの中でこそ養生は必要とされる。そしてこの点が「修養」との重なりを複雑にしてきた。あるいは、「科学（西洋近代科学）」との関係を複雑にしてきた。

養生それ自身の中に、世俗外の発想と世俗内の発想が併存していたのである。

儒家の修養と道家の養生

図式的に言えば、儒家は修養（道徳形成）を重視し、道家は養生（不老不死）を重視した。

儒家は修養を説いた。養生も語ったが、それは修養に近かった。例えば、その養生は「孝」の実践である。親を思い、国を思い、社会の一員としての務めを果たすことを目的とした。あるいは、儒家は公的な勤めを優先する。指導者が養生するのは、養生が勤めにおいて良き成果をもたらすためである（「修己治人」の発想につながってゆく）。

当然そうした発想は、近代ナショナリズムと親和的であった。近代国家の建設に邁進する明治日本は、修養を求めた。国家の一員として相応しい道徳を身に付けること。養生は解体され、健康管理は医者の管理下に置かれ、公衆衛生は行政官の仕事となり、子どもたちの身体は学校で「規律化した身体」に作り替えられた。

他方、道家の養生は、そうしたナショナリズムに馴染まない。道家において大切なのは、悠久なる自然のエネルギーと循環することである。国のために養生するのではない。身体の気と宇宙の気を連続させ、エネルギーを循環させる。しかし道徳と無関係ではない。「気」を養うことと「徳」を養うことは一体である。徳の高い人は長寿である（『論語』の言葉「仁者は寿（いのちながし）」は儒家にも道家にも共有されていた）。「修養」は養生の一部として語られていた。ことさら対立を際立たせてみれば、儒家は修養のために養生を語り、道家は養生のために修養を語った。

とはいえ、道家は、世俗の中で、常に葛藤を抱えていた。理想的には世俗を離れ養生に専念したいのだが、現実には勤めがある。公的な勤めを果たしつつ、いかに私的な養生を追求するか。そうした葛藤は、儒家の側から見る時、我が身のことのみ考える「個人主義」と映った。

近代日本の中では、養生は時代の要請に馴染まなかった。しかし時代が変わり、近代とは異なるオルタナティヴが追求され始めると、あらためて注目される。とりわけ今日、感染症の危機の中で期待が集まる。いずれ「アフター／ウィズ・コロナ時代の養生」が語られる。その時、この思想がいかなる議論を積み重ねてきたのか、豊かな土壌を耕しておきたいと思ったのである。

「いささかよければ事たりぬ」

養生には道場がない。師匠もいない。道場に通わずとも日々の暮らしの中で努めることができる。「鍛える」というニュアンスは強くない。そこで「老年の健康法」と理解されることもあるのだが、もちろん老年期に限定されない。むしろ重要なのは、養生には「評価」が馴染まないという点である。そこには「段」や「級」がない。特別な「学派」もない。まして「家元制度」などとは無縁であって、伝授における「正統」を競うこともない。養生は初めから庶民向けであり「民生日用」なのである（本書4章―5）。

とはいえ、こうした点は古代中国の葛洪『抱朴子』には通用しない。葛洪の語る「養生」は修行である。真の師を求めて遍歴し、仙人を目指して仙薬の調合に励む。真理探究の求道であり出家であった（本書3章―2）。しかしまさにそうした養生の側面（神仙思想）を日本の養生思想は受け継がなかった。日本の養生は、「道を極める」方向ではなく、日々の暮らしの中に向かったのである。

もう一点、養生は信仰ではなかった。養生はこの身体を持った現世の生に留まる。死後の身体を気遣うということもなければ、清らかに死んでゆくという発想もない。養生は現世の社会生活に役立つ実用的な知（処世術）であろうとする。

さらに、そこには「信じる・任せる」という発想がない。「感謝」も強調しない。ある種の「合理的」地平で、与えられたいのちを最大限生かそうとする。言い換えれば、養生は人生の困難を特別に意味づけることをしない。新宗教や修養思想のように人生の困難を「自らを磨く試練」として意味づけたりせずに、日々健やかに過ごそうとする。寝て・起きて・食べる。生命体としての土台を整えようとする。養生の発想は合理的で実用的である。

しかし「出世」や「儲け話」とは違う。現世的・世俗的な有用性を重視するのだが、社会的成功を主たる目標としない。むろん「家養生」のように、結果として商売繁盛につながることはあったとしても、それが中心ではない。それどころか、脱俗的な理想に近づき、原風景である老荘思想に立ち返り、文人思想となったりする。

このように見てくる時、あらためて、益軒の「いささか」の発想が注目される。益軒は完璧を嫌う。「いささか」でよい。むしろ「いささか」がよい（「いささかよければ事たりぬ」）。『養生訓』はこう語る。

「万事において完璧（「十分によからんこと」）を求めると、心の負担になり「楽」がない。禍もここから生じる。また、他人に完璧を求めるあまり（他人が自分のために完璧に良くしてくれることを求めるあまり）、足りないところが気になり怒りが生じるので、これも心の負担になる。その他、日々の飲食、衣服、家具、住居、草木なども、完璧（完全無欠）を好むべきではない。「いささか」でよい（「いささかよければ事たりぬ」）。完璧に良いことを望むのはよくない。すべて「気を養う」工夫である」（巻二）。

同じ発想は「宜しき分量を定む」とも語られた。各人それぞれが自らに相応しい「分量」を見定める。妥協ではない。完璧を諦めて妥協するのではなく、完璧の追究はむしろ養生を損なうというのである。不足を避けるのと同じだけ過剰も避ける。過不足のない「宜しき分量」を「いささか」として求める。

益軒以降の養生思想はこの「宜しき分量」をめぐる議論として読むこともできる。時代が変わり状況が変化する中で、そのつど「いささか」の分量が問い直されてきたことになる。

養生という知

あらためて、益軒の『頤生輯要』を思い出す（本書八頁）。養生に関する漢籍の記事を原文のまま抄出した資料集。まだ『医心方』が朝廷に秘匿されていた時代であったから

（『医心方』と同じほど）貴重な価値を持っていた。もし益軒がそうした「知の形」に満足していたら、『養生訓』が書かれることはなかった。ところが益軒は、学問で得た知恵を人々に伝えることを願った。生を楽しみ、生を長らえるための暮らしの知恵。

むろんそこに、庶民のニーズに応えることで売れる（名を売る）という動機が皆無であったとは思わない。しかし既に功成り名を遂げた（傘寿を過ぎた）儒者が、そのためだけに知の「民生日用」を図ったとは考えにくい。

益軒は「楽」の独占を嫌った。我一人でなく人と共に楽しむ。「我ひとりたのしみて人をくるしむるは、天のにくみ給ふところおそるべし」（『楽訓』全集第三巻、六〇七頁）。とすれば、益軒は貴重な知識を人々と共に「楽しむ」ことを望んだのではないか。暮らしに役立ててもらう。それを「善」と考え「楽」と考えた。「人の楽は善を行ふよりたのしきはなし」（同書、六三七頁）。

さらに、こんなことも書いている。「世の不幸にして漢字をしらざる人の為に、いささかむかしきける所のことはりを、今の俗語を以てかき、（中略）、民用の小補にもなりぬればゝ」、この世に生まれ、満ち足りた暮らしを送り、天地の宝を使って生きてきた自分の罪も、少しは和らげることができるのではないか（『大和俗訓』「自序」、全集第三巻、四五～

四六頁)。

むろん宗教も政治も自らを語りだす時にはそのように語ってみせることは承知のうえで、それでもやはり、こうした言葉に、儒者にして本草学者（博物学者）益軒の真意を見てもよいのではないか。あるいは、そこに「養生の知」の特異性を見たい。

まことの楽は、人とともに楽しんでこそ。益軒翁は『養生訓』を書くことが楽しかったのではないか。平易な言葉に「やはらげ」、人々に「おしひろめる」。養生とはそもそも人を愉しませることであると感じていたのかもしれない。

あとがき

子どもの頃、学校が苦手だった。学校に行きたくないと思っていると（うまい具合に）熱が出た。一人ふとんに寝ながら、今頃みんなは勉強しているなと想像した時間が、もしかすると、私にとって養生の原風景である。養生を「さぼり」と感じていたのかもしれない。しかしその「さぼり」の時間にたくさんの思いが浮かんできた。自分が「このからだの中にいる」ことを不思議に感じたのも、そうした時間だった。

不惑（四十歳）を過ぎた頃から大きな動揺が来て、しがみつくように、世阿弥を読んだ。そして稽古に惹かれた。禅を土台とした稽古の思想は魅力的だった。ところが、日本の儒者たちも似た話をしていると知った。儒者たちは稽古とは言わず、用語は一定しないのだが、およそ「修養」の領域を語っていた。「社会（組織・共同体）」を大切にし、日々の暮らしの中で人格を磨く。人間関係を中心にしていた。

その頃、養生の面白さは分かっていなかった。身体に関わる点は稽古や修養と似ているのだが、何か位相が違う。稽古から見ると養生には「特別なわざ」がない。修養から見ると養生は自分の健康のことばかり気にしているように見える。養生は医療や看護の守備範囲であるのだろうと考えていた。

ところが、読み進むと、単に医療の話ではなかった。まして旧い時代の（遅れた）生理学ではない。異なる時代の（オルタナティヴな）人間観である。面白くて仕方がなかった。どうやら私は、「人が、自ら、癒えてゆく」という出来事に惹かれていた。「治療される」のではない。生体が自らの力で回復する。益軒が「癒ゆ」と語り、今日では「自己治癒力」（自然治癒力）と語られる出来事。実は、養生思想を学び始めたひとつのきっかけは、この「自己治癒力」という言葉の原風景を期待したためである。しかし期待は外れた。話の流れからすれば、当然登場してもよいはずの場面に来ても、この言葉は出てこなかった。この言葉は西洋医学を移入する過程で成立したもののようである（とはいえ、近代西洋医学がこの視点を重視してきたわけではない。むしろ近代西洋医学は患者の自己治癒力には関心を寄せなかった。測定不能な「治癒力」を理論の中に組み入れることは、その学問観には馴染まなかったのである。本書コラム①）。

それに対して、養生思想は、古代中国の初めから、「人が自ら癒えてゆく自己治癒力」を（この言葉を使うことなく）語っていた。正確には、病や傷からの回復だけではない。むしろ「未病」を癒す。未病の段階で自己治癒力を育て、病にならぬようにする。今日の言葉で言えば、「病気の原因（リスクファクター）を取り除く」のと同じだけ、「健康になるための要因（サリュタリーファクター）を強化する」ことを説いた。

さて、このように養生はある種の「技術」である。そして技術は、ふつう、人間を中心とした働きである。ところが養生の技術は、その技術を発揮すればするほど、人間が中心ではなくなるようにできている。正確には、「皮膚で囲まれた個人」が中心ではなくなる。そして、身体の内と外との循環が流動的になる。養生の技術を発揮してゆくと、大自然の一部である人間の身心の「理」に相応しいものの見方になってゆくのである。

養生は「気」と語る。個人の内なる気と天地自然の気が循環する。「ホリスティック」である。「エコロジカル」であり、「エネルギー」の位相を大切にする。養生は「場のポテンシャルエネルギー」を大切にする思想なのである。

こうして、すべてがつながっている。個人の身体だけが独立して存在することはない。ところが、私は「人が、自ら、癒えてゆく」ことを期待していた。では、独立していないはずの身体が「自ら」癒えるとはどういうことか。人とつながり自然とつながっている身体の「自ら」は、独立した身体の「自ら」とはどう違うのか。つながりの中に生じる「自ら」。日本の言葉はそれを「自ら《おのずか》」と呼ぶ。そうした「内（みずから）」と「外」との入り組んだつながり（おのずから）が不思議でならなかった。

本当は、こうした問題を「縁起」（華厳思想）と重ね、あるいは、後期西田哲学の「個物」の視点から検討してみたいと目論んでいたのだが、やはり間に合わなかった（拙著『井筒俊彦と二重の見』、『西田幾多郎と双面性』ぷねうま舎、いずれも近刊）。

人が「自己」を磨いてゆくという出来事。自分で自分を変えてゆく。アドに倣えば、「自らの意志によって自己を変容させようとする個人的な実践 exercices spirituels」（本書コラム④）。日本の言葉は、修行・稽古・修養・養生・鍛錬・修練などと、多様に語り分けてきた。そうした豊かな知恵を受け継ぎたいと思っているのである。

養生論に夢中になるあまり、自分の養生を忘れがちになる私を、何度も生きた養生に連れ戻してくれたのは妻である。からだの弱かった彼女は、今から思えば、常に養生を気に掛けていた。暮らしの中の最も身近なところで、そうした会話に馴染んできたことが、私をこうした仕事に導いたのかもしれない。今回も佐藤清靖氏のお世話になった。行き先知らずの私の話を、結果として、稽古・修養・養生という三冊の本へと着地させてくださった熟練の編集者に、この場を借りて心からのお礼を申し述べさせていただきたい。

二〇二〇年一二月三一日

西平　直

著者略歴

西平　直（にしひら　ただし）

1957年生まれ。信州大学、東京都立大学、東京大学に学び、立教大学、東京大学に勤務の後、2007年より京都大学教育学研究科教授。専門は、教育人間学、死生学、哲学。

主要著書

『エリクソンの人間学』（東京大学出版会、1993年）
『魂のライフサイクル』（東京大学出版会、1997年）
『教育人間学のために』（東京大学出版会、2005年）
『世阿弥の稽古哲学』（東京大学出版会、2009年）
『無心のダイナミズム』（岩波現代全書、2014年）
『誕生のインファンティア』（みすず書房、2015年）
『ライフサイクルの哲学』（東京大学出版会、2019年）
『稽古の思想』（春秋社、2019年）
『修養の思想』（春秋社、2020年）

主要編著・共著

『宗教心理の探究』（島薗進と共編、東京大学出版会、2001年）
『シリーズ死生学・第三巻 死とライフサイクル』（武川正吾と共編、東京大学出版会、2008年）
『ケア講座・第三巻 ケアと人間』（編著、ミネルヴァ書房、2013年）
『生涯発達とライフサイクル』（鈴木忠と共著、東京大学出版会、2014年）
『ケアの根源を求めて』（中川吉晴と共編、晃洋書房、2017年）
『臨床教育学』（矢野智司と共編、協同出版、2017年）
『無心の対話——精神分析フィロソフィア』（松木邦裕と共著、創元社、2017年）
『未来創成学の展望』（山際壽一・村瀬雅俊と共編、ナカニシヤ出版、2020年）
『無心のケア』（坂井裕円と共編、晃洋書房、2020年）

養生の思想

二〇二一年三月三〇日　第一刷発行

著　者　西平　直
発行者　神田　明
発行所　株式会社　春秋社
東京都千代田区外神田二―一八―六（〒一〇一―〇〇二一）
電話〇三―三二五五―九六一一　振替〇〇一八〇―六―二四八六一
https://www.shunjusha.co.jp/

印刷所　株式会社　太平印刷社
製本所　ナショナル製本協同組合
装　丁　伊藤滋章

定価はカバー等に表示してあります
　ISBN978-4-393-31306-0